DIETA PROTEICA OVER 40:

IL SISTEMA PRATICO PER FARTI TORNARE IN FORMA

Franco Massime

Sommario

Introduzione

"La vita comincia a quarant'anni. Prima, si sta solo facendo ricerca." - Carl Gustav Jung

Ricordo come se fosse ieri il momento in cui, guardandomi allo specchio, decisi che era tempo di fare un cambiamento significativo nella mia vita. Avevo appena compiuto quarant'anni e il mio corpo non era più quello di un tempo. La verità è che non mi riconoscevo più: l'energia era ai minimi storici, e quel gonfiore costante mi faceva sentire a disagio. Dopo aver consultato il mio medico e un nutrizionista, decisi di intraprendere quella che è comunemente nota come la dieta proteica.

La dieta proteica non è stata una scelta casuale. Dopo aver letto e studiato, ho compreso che a quarant'anni il mio corpo aveva bisogno di un regime alimentare in grado di supportare il mantenimento della massa muscolare, di stimolare il metabolismo e di aiutarmi a perdere i chili di troppo accumulati negli ultimi anni. I benefici delle proteine erano chiari, e così mi imbarcai in questo percorso con determinazione e curiosità.

Avevo sempre pensato che mangiare sano richiedesse rinunce dolorose, ma seguendo la dieta proteica ho scoperto un mondo di alimenti gustosi e ricchi di nutrienti che mi hanno aiutato a rimettermi in forma. La chiave è stata imparare a bilanciare i vari nutrienti e a comprendere le esigenze specifiche del mio corpo a quarant'anni.

La mia avventura con la dieta proteica è iniziata alcuni anni fa, quando ho deciso di migliorare il mio stile di vita e la mia salute complessiva. In quel periodo, mi sono imbattuto in numerose informazioni sulle diete e sui loro impatti sulla salute, ma è stata la dieta proteica a catturare la mia attenzione. In questa guida completa, condividerò con voi la mia esperienza e tutto quello che ho imparato sul percorso verso un benessere ottimale attraverso la dieta proteica.

Il concetto di dieta proteica può sembrare semplice, ma è ricco di sfumature che vanno comprese per trarne il massimo beneficio. Le proteine sono uno dei macronutrienti fondamentali del corpo umano, e una dieta che ne enfatizza l'assunzione può portare a diversi benefici per la salute che vanno ben oltre la semplice perdita di peso.

Per me, l'adozione di una dieta proteica non è stata solo una scelta alimentare, ma un vero e proprio percorso di scoperta personale, che mi ha permesso di comprendere meglio il mio corpo e le sue esigenze. Il viaggio verso una salute e un benessere ottimali è un processo continuo e la dieta proteica è stata la mia alleata fondamentale in questa avventura.

Dedicare tempo a se stessi è un concetto che ho imparato a valorizzare. La vita frenetica e le responsabilità lavorative mi avevano portato a trascurare la mia salute e il mio benessere. La dieta proteica ha richiesto un impegno costante, un'attenzione alla scelta degli alimenti e alla loro preparazione. Non è stato facile, ma ho capito che prendermi cura del mio corpo era un investimento, non un lusso.

Pianificare i pasti è diventato un rituale che mi ha insegnato la disciplina e mi ha permesso di scoprire nuovi sapori e ricette. Ho trovato il tempo di fare la spesa consapevolmente, scegliendo alimenti freschi e di qualità, e di cucinare piatti che fossero non solo nutrienti, ma anche piacevoli al palato. Questo ha trasformato l'esperienza della dieta in un percorso di crescita personale.

Il tempo dedicato all'esercizio fisico è stato altrettanto fondamentale. Non si tratta solo di andare in palestra, ma di trovare attività fisiche che mi piacessero e che potessi integrare nella mia routine quotidiana. Camminate all'aria aperta, nuoto e yoga sono diventate parti integranti della mia nuova vita, aiutandomi a sentirmi più energico e focalizzato.

I risultati ottenuti seguendo una dieta proteica sono stati sorprendenti. Dopo alcuni mesi, ho iniziato a notare cambiamenti significativi non solo nel mio aspetto fisico, ma anche nel mio umore e nella mia energia. La bilancia mostrava numeri in calo, i miei vestiti iniziavano a stare più larghi e i complimenti delle persone intorno a me non tardavano ad arrivare.

Ma il vero cambiamento è stato interiore. Mi sentivo più leggero, più agile e più in pace con me stesso. La dieta proteica mi ha insegnato che il cibo è carburante per il corpo e che una nutrizione adeguata può trasformare profondamente la qualità della vita. Ogni pasto è diventato un'opportunità per nutrire il mio corpo e rispettare il lavoro che stavo facendo per migliorare me stesso.

Le fotografie "prima e dopo" non rendono giustizia al viaggio che ho intrapreso. Dietro quelle immagini ci sono sacrifici, scelte consapevoli e piccoli passi quotidiani verso un obiettivo più grande. La dieta proteica non è stata una soluzione temporanea, ma l'inizio di un nuovo stile di vita che intendo portare avanti per gli anni a venire.

La mia esperienza con la dieta proteica è stata un viaggio incredibile di scoperta e crescita. Mi ha insegnato l'importanza di prendersi cura di sé, di dedicare tempo alla propria salute e di cercare sempre il miglioramento personale. Spero che la mia storia possa ispirare altri quarantenni a fare il primo passo verso un cambiamento positivo e a scoprire i benefici di una dieta ricca di proteine. Perché non importa quale sia la tua età, prendersi cura del proprio corpo è sempre la scelta giusta.

La nostra alimentazione ha un impatto significativo sulla nostra salute fisica e benessere generale. Una dieta sana ed equilibrata fornisce al nostro corpo i nutrienti essenziali per funzionare correttamente e mantenere un buon stato di salute. Una dieta ricca di cibi freschi, integrali e nutrienti può aiutare a prevenire molte malattie croniche, come il diabete, le malattie cardiache e l'obesità. Inoltre, una buona alimentazione può anche migliorare la nostra energia, la concentrazione e il sonno. È importante capire l'importanza di una buona alimentazione e fare scelte consapevoli per promuovere il benessere fisico.

Oltre all'influenza sulla salute fisica, la nostra alimentazione ha anche un impatto significativo sul nostro benessere mentale.

Una dieta povera di nutrienti può contribuire ad aumentare il rischio di disturbi dell'umore, come la depressione e l'ansia. Al contrario, una dieta ricca di nutrienti può favorire la produzione di neurotrasmettitori e sostanze chimiche nel cervello che influenzano positivamente l'umore e la salute mentale. Inoltre, alcuni studi hanno evidenziato una correlazione tra una dieta sana e una riduzione del rischio di sviluppare malattie neurodegenerative, come l'Alzheimer. È quindi fondamentale prestare attenzione alla nostra alimentazione non solo per il benessere fisico, ma anche per il benessere mentale.

L'alimentazione svolge un ruolo fondamentale nella nostra salute complessiva. Una dieta sana e bilanciata può aiutare a prevenire molte malattie e condizioni, come l'ipertensione, il colesterolo alto e il sovrappeso. Inoltre, una corretta alimentazione può migliorare la nostra capacità di combattere le malattie, rafforzando il sistema immunitario. Una dieta ricca di antiossidanti, vitamine e minerali può aiutare a ridurre l'infiammazione nel corpo e promuovere la guarigione. È quindi importante adottare una dieta equilibrata e variata per mantenere una buona salute generale.

La nostra alimentazione può anche influenzare la nostra longevità. Uno studio condotto su oltre 70.000 persone ha dimostrato che una dieta sana può ridurre il rischio di morte precoce del 56%. Una dieta equilibrata e ricca di cibi nutrienti può aiutare a prevenire molte malattie croniche associate all'invecchiamento, come le malattie cardiache e il cancro. Inoltre, una buona alimentazione può favorire una buona qualità della vita e una maggiore longevità. È quindi importante adottare abitudini alimentari sane sin dalla giovane età per godere di una vita lunga e sana.

Una dieta sana dovrebbe includere una varietà di cibi che forniscono i nutrienti essenziali per il nostro corpo. Alcuni degli elementi chiave di una dieta sana includono frutta e verdura fresca, cereali integrali, proteine magre, latticini a basso contenuto di grassi e grassi sani. Le frutta e verdure sono ricche di vitamine, minerali e antiossidanti che aiutano a proteggere il nostro corpo dalle malattie. I cereali integrali forniscono carboidrati complessi e fibre che ci mantengono sazi più a lungo e promuovono una buona digestione. Le proteine magre, come il pesce, il pollo e le leguminose, forniscono gli amminoacidi necessari per la costruzione e il ripristino dei tessuti. I latticini a basso contenuto di grassi sono una buona fonte di calcio e vitamina D, essenziali per la salute delle ossa. Infine, i grassi sani, come quelli presenti negli oli vegetali, nelle noci e negli avocado, forniscono acidi grassi omega-3 e omega-6, che sono benefici per il cuore e il cervello.

Alcuni alimenti specifici che dovremmo includere nella nostra dieta per il benessere ottimale includono bacche, pesce grasso, noci, semi, verdure a foglia verde scuro, cereali integrali e legumi. Le bacche, come i mirtilli e le fragole, sono ricche di antiossidanti e vitamine che aiutano a combattere l'infiammazione e a proteggere il nostro corpo dalle malattie. Il pesce grasso, come il salmone e le sardine, è una fonte ricca di acidi grassi omega-3 benefici per la salute del cuore e del cervello. Le noci e i semi sono ricchi di fibre, proteine e grassi sani che ci mantengono sazi e favoriscono una buona salute generale. Le verdure a foglia verde scuro, come spinaci e cavoli, sono ricche di vitamine e minerali che supportano la salute delle ossa e del sistema immunitario. I cereali integrali, come il riso integrale e l'avena, forniscono carboidrati complessi e fibre che ci danno energia duratura. Infine, i legumi, come i fagioli e le lenticchie, sono una buona fonte di proteine vegetali e fibre.

Mentre è importante includere cibi sani nella nostra dieta, è anche fondamentale mantenere un equilibrio e una moderazione. Non esistono cibi "buoni" o "cattivi", ma piuttosto una varietà di cibi che possono essere consumati con moderazione. Evitare gli estremi e mantenere un equilibrio tra cibi sani e occasionali piaceri può favorire una buona relazione con il cibo e una dieta sostenibile nel lungo termine. Inoltre, è importante ascoltare il proprio corpo e mangiare secondo le proprie esigenze individuali. Ogni persona è diversa e ha bisogni nutrizionali unici. Mantenere un equilibrio e una moderazione nella dieta può aiutare a raggiungere e mantenere un benessere ottimale.

Mantenere una dieta sana può sembrare una sfida, ma ci sono alcuni suggerimenti che possono aiutare a rendere più facile il processo. Iniziare con piccoli cambiamenti gradualmente può essere più sostenibile nel lungo termine. Ad esempio, si può iniziare con l'aggiunta di una porzione di verdura o frutta in più al giorno o sostituire un alimento altamente processato con una scelta più sana. È anche importante pianificare i pasti in anticipo e avere a disposizione cibi sani e convenienti. Fare la spesa con una lista e cucinare i pasti a casa può aiutare a evitare scelte alimentari impulsiva e poco salutari. Infine, cercare il supporto di un professionista della nutrizione può essere utile per creare un piano alimentare personalizzato e ricevere consigli specifici per le proprie esigenze.

Creare un piano alimentare personalizzato può aiutare a soddisfare le esigenze nutrizionali individuali e raggiungere i propri obiettivi di salute. Per iniziare, è possibile tenere un diario alimentare per avere un'idea di cosa si mangia regolarmente. Successivamente, si possono identificare gli obiettivi specifici, come perdere peso, aumentare l'energia o migliorare la salute del cuore. Con questi obiettivi in mente, si possono fare scelte consapevoli per includere i nutrienti necessari nella propria dieta. Inoltre, è importante considerare le preferenze personali e le restrizioni alimentari, come le intolleranze o le allergie. Un professionista della nutrizione può essere un valido aiuto nella creazione di un piano alimentare personalizzato, tenendo conto delle esigenze individuali e fornendo consigli specifici per raggiungere i propri obiettivi di salute.

La nostra alimentazione svolge un ruolo cruciale nel nostro benessere fisico e mentale. Una dieta sana ed equilibrata può aiutare a prevenire molte malattie, migliorare l'energia e promuovere una buona salute generale. Inoltre, una buona alimentazione può favorire un umore positivo, ridurre il rischio di disturbi mentali e migliorare la qualità della vita. È importante prestare attenzione alla nostra alimentazione e fare scelte consapevoli per alimentare il nostro corpo e la nostra mente. Con una dieta sana, equilibrata e personalizzata, possiamo raggiungere un benessere ottimale e godere di una vita lunga e sana.

Gli inizi

La dieta proteica, come la conosciamo oggi, affonda le sue radici negli anni '60, ma ha guadagnato particolare rilevanza scientifica e popolarità tra gli anni '90 e i primi anni 2000. Il suo sviluppo è strettamente legato all'evoluzione della comprensione scientifica del metabolismo umano e al crescente interesse per la composizione corporea ottimale.

Inizialmente, l'attenzione alle proteine era principalmente confinata al mondo del bodybuilding, dove pionieri come Vince Gironda già negli anni '50 sostenevano l'importanza di un elevato apporto proteico per lo sviluppo muscolare. Tuttavia, la vera svolta scientifica arrivò con gli studi di Donald Layman negli anni '90, che dimostrò il ruolo cruciale delle proteine nel mantenimento della massa magra durante la perdita di peso.

La pubblicazione nel 1972 del libro "Diet Revolution" del Dr. Robert Atkins rappresentò un punto di svolta, introducendo al grande pubblico i concetti di una dieta a basso contenuto di carboidrati e alto contenuto proteico. Sebbene inizialmente controversa nella comunità medica, questa approccio aprì la strada a numerosi studi scientifici sulla manipolazione dei macronutrienti.

Gli anni 2000 hanno segnato l'inizio dell'era d'oro della ricerca sulla dieta proteica. Studi fondamentali pubblicati su riviste come "The American Journal of Clinical Nutrition" hanno dimostrato scientificamente i benefici dell'aumentato apporto proteico: dal miglioramento della composizione corporea al controllo dell'appetito, dalla preservazione muscolare durante il dimagrimento al supporto della salute metabolica.

Un contributo significativo alla validazione scientifica della dieta proteica è arrivato dagli studi sulla termogenesi indotta dalla dieta (TEF). Le ricerche hanno dimostrato che le proteine richiedono una maggiore spesa energetica per la loro digestione rispetto a carboidrati e grassi, consumando circa il 20-30% delle calorie contenute per il loro processamento.

Oggi, la dieta proteica non è più vista semplicemente come uno strumento per il bodybuilding o la perdita di peso, ma come un approccio nutrizionale scientificamente validato per ottimizzare la salute metabolica, preservare la massa muscolare durante l'invecchiamento e supportare le prestazioni atletiche. La sua evoluzione continua attraverso nuove ricerche che ne esplorano le applicazioni in ambiti come l'invecchiamento attivo, la prevenzione delle malattie metaboliche e il supporto alle prestazioni cognitive.

Che cos'è la dieta proteica?

La dieta proteica è un approccio nutrizionale focalizzato sull'aumento dell'assunzione di proteine rispetto ad altri macronutrienti come i carboidrati e i grassi. Questo tipo di alimentazione si basa sul principio che le proteine sono essenziali per la costruzione e il mantenimento della massa muscolare, il supporto al metabolismo e la sensazione di sazietà.

Quando ho iniziato la mia transizione verso la dieta proteica, ho dovuto fare una distinzione tra le diverse fonti di proteine, selezionando quelle di alta qualità come carni magre, pesce, uova, legumi e prodotti lattiero-caseari. L'obiettivo non era solo aumentare l'assunzione di proteine, ma anche garantire che fossero ben bilanciate con i grassi sani e i carboidrati complessi.

Implementare la dieta proteica ha richiesto una pianificazione accurata e un'attenta lettura delle etichette nutrizionali, evitando cibi processati e concentrandomi su alimenti integrali e non trasformati. Col tempo, ho notato come il mio corpo rispondesse positivamente a questo cambiamento, regalandomi più energia e una maggiore facilità nel gestire il peso corporeo.

La dieta proteica si è rivelata un vero e proprio alleato per il mio benessere. Le proteine sono essenziali per la riparazione e la crescita dei tessuti, e assumere la giusta quantità mi ha aiutato a mantenere la massa muscolare, a sentirsi sazio più a lungo e a evitare gli attacchi di fame che spesso mi portavano a fare scelte alimentari poco salutari.

Inoltre, ho scoperto che una dieta ricca di proteine può stimolare il metabolismo e aumentare il consumo calorico giornaliero. Questo mi ha permesso di perdere peso in modo sostenibile, senza il temuto effetto yo-yo. Inoltre, includendo fonti di proteine magre come pollo, pesce, legumi e uova, ho ridotto l'apporto di grassi saturi, a vantaggio del mio sistema cardiovascolare.

Un aspetto che non avevo considerato è il ruolo delle proteine nella gestione dello stress e del sonno. Dormire meglio e sentirmi più rilassato mi ha reso più produttivo e felice. È stato un circolo virtuoso: più energia durante il giorno, migliori prestazioni durante l'allenamento e un sonno più riposante di notte.

Incorporare più proteine nella mia dieta ha avuto effetti notevoli sulla mia salute e sul mio benessere. Uno dei benefici più evidenti è stato il miglioramento nella composizione corporea. Con una maggiore assunzione di proteine, il mio corpo ha iniziato a bruciare più grassi, conservando al contempo la massa muscolare, il che è stato fondamentale per mantenere un metabolismo efficiente.

Un altro vantaggio significativo della dieta proteica è stata la riduzione della fame e delle voglie. Le proteine hanno un alto potere saziante e questo mi ha aiutato a controllare l'appetito, permettendomi di evitare gli spuntini non programmati e le abbuffate che in passato compromettevano i miei obiettivi di salute.

Inoltre, ho notato un miglioramento nelle mie prestazioni fisiche. Le proteine sono essenziali per la riparazione e la crescita dei muscoli, e una dieta ricca di questo macronutriente ha supportato il mio allenamento, consentendomi di raggiungere un fisico più scolpito e un miglior recupero post-esercizio.

Come la dieta proteica aiuta a raggiungere una salute e un benessere ottimali

La dieta proteica non solo ha migliorato la mia composizione corporea e le mie prestazioni fisiche, ma ha anche avuto un impatto positivo sulla mia salute generale. Ad esempio, ho constatato una diminuzione dei livelli di colesterolo LDL, noto come "colesterolo cattivo", e un miglioramento della salute cardiovascolare.

Il mio sistema immunitario ha beneficiato anch'esso di questo regime alimentare. Le proteine svolgono un ruolo cruciale nel supportare le difese naturali del corpo, e l'aumento dell'apporto proteico ha rafforzato la mia resistenza alle infezioni e alle malattie.

Inoltre, ho sperimentato un miglioramento nella qualità del sonno e nei livelli di energia durante il giorno. Una dieta ricca di proteine ha bilanciato i miei livelli di zucchero nel sangue, riducendo le fluttuazioni che possono portare a stanchezza e sbalzi d'umore.

Quando discutiamo di dieta proteica, ci stiamo riferendo a un piano nutrizionale in cui l'apporto di proteine è maggiore rispetto a quello che si troverebbe ad esempio nella dieta mediterranea. È importante notare, però, che questa terminologia potrebbe non essere del tutto corretta: sarebbe più appropriato dire dieta iperproteica. Nell'ambito della dieta mediterranea, la quantità consigliata di proteine rappresenta il 10-12% delle calorie totali giornaliere (mentre il 55-65% dovrebbe derivare dai carboidrati, e il 20-30% dai lipidi). Questo quantitativo può corrispondere a un apporto giornaliero di

0,8 – 1,0 g di proteine per chilogrammo di peso corporeo. In contrasto, nelle diete ad alto contenuto proteico, questa cifra può variare tra 1,4 – 2,2 g al giorno per chilogrammo di peso corporeo: in media 1,8 g per chilogrammo di peso. Quindi, l'apporto proteico si posiziona intorno al 18-20% del totale calorico giornaliero, ma può anche essere più alto

Il sostegno scientifico alla dieta proteica è ampio e in continua evoluzione. Studi hanno dimostrato che un aumento dell'assunzione di proteine può accelerare il metabolismo, contribuendo così a un maggiore dispendio energetico e alla perdita di peso. Ciò è dovuto, in parte, all'effetto termogenico delle proteine, che richiedono più energia per essere digerite rispetto ai carboidrati e ai grassi.

Una ricerca pubblicata su 'The American Journal of Clinical Nutrition' ha evidenziato come le diete ad alto contenuto proteico possano ridurre la sensazione di fame e l'assunzione calorica spontanea, promuovendo così il controllo del peso. Inoltre, la densità di nutrienti presenti nelle fonti proteiche di alta qualità supporta il corretto funzionamento dell'organismo e la prevenzione di alcune malattie croniche

La dieta proteica supporta anche la salute ossea. Contrariamente a vecchi paradigmi che suggerivano un possibile effetto negativo delle proteine sull'osso, ricerche più recenti indicano che un apporto adeguato di proteine, in particolare in combinazione con il calcio, può favorire la salute ossea e prevenire l'osteoporosi.

La mia transizione verso una dieta proteica ha richiesto una pianificazione dei pasti attenta e considerata. Ho iniziato concentrando ogni pasto intorno a una fonte di proteine di alta qualità, come petto di pollo, salmone, tofu o fagioli, e ho aggiunto verdure, grassi sani e carboidrati complessi per completare il piatto.

La colazione, che una volta era dominata da cereali e succhi di frutta, è diventata un pasto più equilibrato, spesso composto da uova, spinaci e avocado, o da uno smoothie proteico con frutti di bosco, semi di chia e proteine in polvere. Questi cambiamenti non solo hanno migliorato il mio apporto di nutrienti ma hanno anche prolungato la mia sazietà fino al pranzo.

Per i pasti principali, ho imparato a bilanciare le mie porzioni, assicurandomi di includere una varietà di alimenti ricchi di fibre e micronutrienti. Ho iniziato anche a utilizzare tecniche di cottura più sane, come la cottura al forno, alla griglia o a vapore, per preservare la qualità nutrizionale degli alimenti e ridurre l'uso di grassi aggiunti.

Incorporare alimenti antinfiammatori nella mia dieta proteica è stata una delle decisioni più sagge che abbia mai preso per la mia salute. L'infiammazione cronica è un fattore di rischio per numerose malattie, comprese le malattie cardiovascolari e il diabete, e una dieta antinfiammatoria può aiutare a mitigare questi rischi.

Ho scoperto che molti alimenti ricchi di proteine, come il salmone e le noci, sono anche eccellenti fonti di grassi omega-3, noti per le loro proprietà antinfiammatorie. Inoltre, ho integrato la mia alimentazione con spezie come la curcuma e lo zenzero, oltre a una varietà di verdure a foglia verde e frutti di bosco, tutti noti per i loro effetti benefici contro l'infiammazione.

La chiave per me è stata la varietà. Un arco cromatico di vegetali e frutti ha non solo reso i miei piatti visivamente accattivanti ma ha anche garantito un'ampia gamma di antiossidanti e fitonutrienti essenziali per combattere l'infiammazione e promuovere la salute generale.

Punti chiave che devi ricordare:

- Perché è importante una dieta proteica:

o Maggior apporto di proteine rispetto ad altri macronutrienti

o Focus su proteine di alta qualità (carni magre, pesce, uova, legumi)

o Bilanciamento con grassi sani e carboidrati complessi

• Aspetti scientifici:

o 18-20% del totale calorico giornaliero da proteine

o 1.4-2.2g di proteine per kg di peso corporeo

o Superiore alla dieta mediterranea (10-12% calorie da proteine)

• Benefici principali:

o Miglioramento composizione corporea

o Mantenimento massa muscolare

o Controllo appetito e sazietà

o Supporto al metabolismo

o Migliore qualità del sonno

o Maggiore energia quotidiana

o   Rafforzamento sistema immunitario

- Pianificazione alimentare:

o   Focus su alimenti integrali non processati

o   Lettura attenta delle etichette nutrizionali

o   Pasti bilanciati con proteine come base

o   Tecniche di cottura sane (forno, griglia, vapore)

- Integrazione antinfiammatoria:

o   Inclusione di omega-3 (salmone, noci)

o   Uso di spezie (curcuma, zenzero)

o   Verdure a foglia verde

o   Frutti di bosco

o   Varietà di colori nel piatto

- Evidenze scientifiche:

o   Supporto alla salute ossea

o   Effetto termogenico delle proteine

o   Riduzione della fame spontanea

o Prevenzione malattie croniche

La dieta Dukan: come funziona e perché è efficace

Introduzione alla dieta Dukan

Quando si parla di dimagrimento, il panorama delle diete è estremamente vario e spesso confusionario. Tuttavia, una delle diete che ha guadagnato popolarità per i suoi risultati promettenti è la dieta Dukan. Si tratta di un regime alimentare iperproteico che promette non solo di perdere peso ma anche di mantenere i risultati nel lungo termine. La mia curiosità mi ha spinto a esplorare più a fondo questa dieta, e oggi voglio condividere con voi quello che ho scoperto.

La dieta Dukan è stata ideata dal medico francese Pierre Dukan oltre vent'anni fa. L'idea alla base è piuttosto semplice: aumentare l'assunzione di proteine e ridurre drasticamente quella di carboidrati e grassi. Questo approccio dovrebbe, secondo il Dr. Dukan, stimolare il metabolismo e favorire una perdita di peso rapida ed efficace.

Ho sempre avuto un interesse per la nutrizione e per le basi scientifiche delle varie diete. Pertanto, la dieta Dukan ha attirato la mia attenzione non solo per le promesse ma anche per l'approccio disciplinato che richiede. In questo articolo, vorrei condividere con voi un'analisi dettagliata della scienza dietro la dieta Dukan, esaminando le sue fasi, i benefici, le testimonianze, i potenziali rischi e come si confronta con altre diete iperproteiche.

La scienza dietro la dieta Dukan

La dieta Dukan si basa su un principio fondamentale: il corpo ha bisogno di energia per funzionare, e questa energia può essere ottenuta principalmente tramite il consumo di carboidrati, grassi o proteine. Quando si limita l'assunzione di carboidrati e grassi, il corpo inizia a utilizzare le riserve di grasso per produrre energia, dando inizio al processo di dimagrimento.

La dieta Dukan pone l'accento sulle proteine per diversi motivi. Le proteine hanno un effetto saziante maggiore rispetto ai carboidrati e ai grassi, il che aiuta a ridurre la sensazione di fame. Inoltre, il corpo utilizza più energia per metabolizzare le proteine rispetto agli altri macronutrienti, un fenomeno noto come effetto termogenico degli alimenti. In pratica, si bruciano più calorie semplicemente digerendo cibi ricchi di proteine.

Un altro aspetto interessante della dieta Dukan è la sua capacità di influenzare gli ormoni coinvolti nel controllo dell'appetito e nella regolazione del peso. Studi hanno mostrato che un elevato consumo di proteine può ridurre i livelli dell'ormone della fame, la grelina, e aumentare quelli dei peptidi YY e GLP-1, che promuovono la sazietà. Questo può spiegare perché molte persone trovano più facile seguire la dieta Dukan senza cedere agli attacchi di fame.

La dieta Dukan si sviluppa in quattro fasi distinte, ognuna con un ruolo specifico nel processo di perdita di peso e mantenimento dei risultati. Le prime due fasi sono progettate per la perdita di peso, mentre le ultime due hanno l'obiettivo di consolidare i risultati e prevenire il recupero del peso perso.

Fase di Attacco

La fase di Attacco è la prima e più intensa. Si basa sull'assunzione esclusiva di cibi ricchi di proteine, come carne magra, pesce, uova e latticini a basso contenuto di grassi. Questa fase dura da uno a sette giorni, a seconda del peso che si desidera perdere, e promette una riduzione significativa del peso in breve tempo.

Fase di Crociera

Durante la fase di Crociera, si alternano giorni in cui si consumano solo proteine a giorni in cui si aggiungono alcune verdure non amidacee. Questa fase continua fino al raggiungimento del peso desiderato, e il passaggio graduale ai carboidrati aiuta a prevenire il classico effetto yo-yo.

Fase di Consolidamento

La fase di Consolidamento è cruciale perché si inizia a reintrodurre gradualmente gli altri gruppi alimentari, compresi i carboidrati e i grassi sani. L'obiettivo è abituare il corpo al nuovo peso e consolidare le abitudini alimentari per evitare di riprendere i chili persi.

Fase di Stabilizzazione

Infine, la fase di Stabilizzazione prevede il ritorno a una dieta equilibrata, mantenendo un giorno alla settimana dedicato esclusivamente all'assunzione di proteine. Questa fase dovrebbe essere seguita a vita per mantenere il peso raggiunto.

Benefici della dieta Dukan

Oltre alla perdita di peso, la dieta Dukan offre altri benefici che vanno considerati. Ad esempio, l'alto contenuto di proteine aiuta a preservare la massa muscolare durante il dimagrimento, un vantaggio notevole rispetto ad altre diete che possono portare a una perdita di tono muscolare.

Inoltre, la dieta Dukan può contribuire a migliorare i livelli di colesterolo e trigliceridi nel sangue, grazie alla riduzione dell'assunzione di grassi saturi e carboidrati raffinati. Questo può avere un impatto positivo sulla salute cardiovascolare a lungo termine.

Un altro vantaggio segnalato da molti seguaci della dieta Dukan è la semplicità del regime alimentare. Non essendoci la necessità di contare le calorie o pesare gli alimenti, molte persone trovano più facile aderire alla dieta e incorporarla nella propria routine quotidiana.

Storie di successo e testimonianze

Le storie di successo e le testimonianze sono un elemento chiave che contribuisce alla popolarità di una dieta, e la dieta Dukan non fa eccezione. Nel corso degli anni, ho letto molti racconti di persone che hanno raggiunto e mantenuto il loro peso ideale grazie a questo regime alimentare.

Una testimonianza che mi ha particolarmente colpito è quella di una donna che, dopo anni di diete yo-yo e di frustrazione, ha trovato nella dieta Dukan la soluzione ai suoi problemi di peso. Non solo è riuscita a perdere i chili in eccesso in modo relativamente rapido, ma ha anche imparato a gestire il suo peso a lungo termine.

Storie come questa sono comuni tra i seguaci della dieta Dukan. Il senso di comunità e il supporto reciproco che si trova nei forum e nei gruppi online possono essere incentivi ulteriori che aiutano le persone a rimanere motivate e a condividere consigli e ricette utili.

Potenziali rischi e considerazioni

Nonostante i benefici e le testimonianze positive, ci sono alcuni potenziali rischi e considerazioni da tenere a mente quando si decide di iniziare la dieta Dukan. Come per qualsiasi dieta iperproteica, è importante prestare attenzione all'assunzione adeguata di fibre e micronutrienti, che possono risultare limitati in un regime alimentare focalizzato sulle proteine.

Inoltre, alcune persone possono sperimentare effetti collaterali come affaticamento, alitosi, stitichezza e, in casi rari, aumento del rischio di calcoli renali o problemi al fegato. Pertanto, è essenziale consultare un medico o un nutrizionista prima di iniziare la dieta Dukan, specialmente se si soffre di condizioni mediche preesistenti.

Un altro aspetto da considerare è la sostenibilità della dieta a lungo termine. Nonostante la fase di Stabilizzazione sia progettata per prevenire il recupero del peso, alcune persone possono trovare difficile mantenere un giorno a settimana dedicato solo alle proteine per il resto della vita.

La dieta Dukan è spesso paragonata ad altri regimi iperproteici come la dieta Atkins o la dieta chetogenica. Sebbene tutte queste diete condividano l'enfasi sulle proteine e la riduzione dei carboidrati, ci sono alcune differenze significative.

La dieta Atkins, ad esempio, permette un maggior consumo di grassi e ha fasi meno rigide rispetto alla Dukan. La dieta chetogenica, d'altra parte, mira a indurre uno stato di chetosi nel corpo, riducendo drasticamente l'assunzione di carboidrati e aumentando quella di grassi.

La dieta Dukan si distingue per le sue quattro fasi chiaramente definite e per l'accento sulla perdita di peso graduale e sul mantenimento a lungo termine. Inoltre, la Dukan incoraggia il consumo di proteine magre e pone limiti all'assunzione di grassi, a differenza delle altre diete menzionate.

Seguire la dieta Dukan può sembrare scoraggiante all'inizio, ma con qualche consiglio pratico, è possibile rendere il processo più gestibile. Innanzitutto, è essenziale pianificare i pasti in anticipo per evitare di essere colti impreparati e cedere a tentazioni non ammesse dalla dieta.

Inoltre, bere molta acqua è cruciale per aiutare il corpo a eliminare le tossine e per mantenere una buona idratazione, specialmente durante la fase di Attacco. È inoltre consigliabile integrare la dieta con attività fisica regolare per supportare il dimagrimento e migliorare la tonicità muscolare.

Infine, non sottovalutate l'importanza del supporto. Che si tratti di amici, familiari o di una comunità online, avere qualcuno con cui condividere l'esperienza può fare una grande differenza nella motivazione e nel successo a lungo termine.

Le ricette e le idee per i pasti sono fondamentali per mantenere l'interesse e la varietà durante la dieta Dukan. Fortunatamente, ci sono molte opzioni creative e gustose che possono essere sperimentate, anche durante la fase di Attacco.

Ad esempio, una frittata di albumi con spinaci e spezie è un'ottima opzione per colazione o cena. Per pranzo, un'insalata di pollo grigliato con limone e erbe aromatiche può essere sia saziante che deliziosa. Anche i dessert possono essere inclusi, come un budino di chia con latte di mandorla e un tocco di dolcificante approvato.

Esplorare nuove ricette può aiutare a mantenere l'entusiasmo per la dieta e a scoprire nuovi cibi e combinazioni preferite che potrebbero rimanere parte della vostra dieta anche dopo la fase di Stabilizzazione.

La dieta Dukan è un approccio al dimagrimento che ha dimostrato la sua efficacia per molte persone. Basandosi su principi scientifici solidi, offre un piano strutturato che non solo aiuta a perdere peso ma anche a mantenerlo nel tempo. Tuttavia, come per qualsiasi dieta, è importante considerare i potenziali rischi e parlare con un professionista prima di iniziare.

Personalmente, trovo che la dieta Dukan sia un'opzione interessante per chi cerca un regime alimentare iperproteico ben delineato e con un focus sulla salute a lungo termine. Con le giuste precauzioni e un approccio equilibrato, può essere un ottimo strumento per raggiungere e mantenere il peso desiderato.

Se siete interessati a saperne di più o desiderate iniziare il vostro percorso con la dieta Dukan, vi invito a consultare risorse aggiuntive e a cercare il supporto di una comunità di persone con obiettivi simili. Ricordate: il successo inizia con il primo passo e la determinazione di andare avanti, un pasto alla volta.

La ricerca della salute ottimale e di una forma fisica invidiabile è un viaggio che molti di noi intraprendono con dedizione e speranza. Nel corso degli anni, ho esplorato una varietà di regimi alimentari e di esercizio fisico, ma pochi hanno catturato la mia attenzione come la dieta a zona. Questo approccio nutrizionale, ideato dal biochimico Dr. Barry Sears, promette di ottimizzare il controllo ormonale attraverso un equilibrio specifico di macronutrienti, portando a una salute migliore e una riduzione del grasso corporeo.

La dieta a zona si basa sulla premessa che, consumando carboidrati, proteine e grassi in un rapporto di 40:30:30 a ogni pasto, si può innescare una risposta ormonale che favorisce la riduzione dell'infiammazione, una delle principali cause di malattie croniche. La mia curiosità è stata stimolata non solo dalle promesse di salute a lungo termine, ma anche dalla possibilità di migliorare le prestazioni fisiche e mentali.

Iniziare la mia avventura con la dieta a zona ha richiesto un cambiamento di mentalità. Non si trattava più di contare le calorie o di eliminare interi gruppi di alimenti, ma di comprendere la scienza dietro al sistema e di applicare principi nutrizionali in modo preciso e consapevole. Era chiaro che questo non sarebbe stato un semplice esperimento, ma un cambiamento di stile di vita.

Per affrontare la dieta a zona con serietà, è fondamentale comprendere la scienza che sta alla base di questo regime alimentare. Il Dr. Sears sostiene che il mantenimento di un equilibrio ormonale, in particolare quello dell'insulina e degli eicosanoidi, è cruciale per il raggiungimento di una salute ottimale. L'insulina, un ormone prodotto dal pancreas, è essenziale per il controllo della glicemia e per il metabolismo dei macronutrienti, mentre gli eicosanoidi sono sostanze simili agli ormoni che possono influenzare l'infiammazione nel corpo.

La mia immersione nella letteratura scientifica mi ha mostrato come un eccesso di carboidrati raffinati può portare a picchi di insulina, seguiti da un rapido declino, causando fame e instabilità energetica. La dieta a zona, invece, punta a stabilizzare i livelli di zucchero nel sangue e a evitare questi picchi, permettendo così una migliore regolazione del peso e dell'energia.

La ratio di macronutrienti raccomandata dalla dieta a zona mira anche a ottimizzare la produzione degli eicosanoidi benefici, che possono aiutare a ridurre l'infiammazione cronica. Questo equilibrio tra carboidrati, proteine e grassi è concepito per mantenere il corpo in "zona", uno stato in cui si suppone che il corpo funzioni al meglio.

I vantaggi della dieta a zona si estendono ben oltre il controllo del peso. Personalmente, ho sperimentato un innegabile miglioramento nella mia energia durante il giorno. La sensazione di affaticamento pomeridiano è diventata un ricordo lontano e mi sono trovato più concentrato e produttivo nelle mie attività quotidiane,

Inoltre, ho notato che le mie prestazioni durante gli allenamenti sono migliorate. Ho potuto allenarmi con maggiore intensità e recuperare più rapidamente, il che mi ha permesso di raggiungere nuovi livelli di forma fisica. Questo miglioramento è stato accompagnato da una riduzione dell'infiammazione e del dolore muscolare post-esercizio.

Altri seguaci della dieta a zona riportano benefici simili, come un miglioramento della composizione corporea, una riduzione del rischio di malattie croniche e una maggiore longevità. Questi effetti positivi sono coerenti con la riduzione dell'infiammazione sistemica, che è un fattore contribuente a molte condizioni patologiche.

Per adottare la dieta a zona, ho dovuto familiarizzare con alcune regole fondamentali. La prima è l'aderenza alla proporzione 40:30:30 di carboidrati, proteine e grassi a ogni pasto e spuntino. Questo non significa solo bilanciare i macronutrienti, ma anche scegliere alimenti di alta qualità che promuovano una risposta ormonale ottimale.

I carboidrati dovrebbero provenire principalmente da verdure e frutta a basso indice glicemico, mentre le proteine dovrebbero essere magre, come il petto di pollo, il tofu o il pesce. I grassi salutari, come quelli presenti nell'olio d'oliva, negli avocado e nelle noci, dovrebbero completare il pasto. Anche la tempistica è importante: si raccomanda di mangiare entro un'ora dal risveglio e non lasciare passare più di cinque ore tra un pasto e l'altro.

Un altro aspetto fondamentale è la precisione. Sebbene la dieta a zona non richieda il conteggio delle calorie, è importante misurare le porzioni dei macronutrienti per assicurarsi di mantenere i giusti rapporti. Questo può sembrare complicato all'inizio, ma con la pratica, diventa una seconda natura.

Per illustrare meglio come si svolge una giornata tipo sulla dieta a zona, condividerò un esempio di piano alimentare che ho seguito. Il mio primo pasto della giornata potrebbe consistere in una frittata di albume d'uovo con spinaci e pomodori, accompagnata da una fetta di pane integrale e un cucchiaio di burro di mandorle. Questo pasto soddisfa il rapporto di macronutrienti e mi fornisce l'energia necessaria per iniziare la giornata.

Per lo spuntino di metà mattina, potrei optare per una piccola mela con una manciata di mandorle. Il pranzo potrebbe essere una ciotola di insalata con petto di pollo, avocado, peperoni e un condimento a base di olio extra vergine d'oliva. Il pomeriggio, uno yogurt greco con bacche fresche e una spolverata di semi di chia offre proteine, carboidrati e grassi nel giusto equilibrio.

La cena potrebbe essere una porzione di salmone alla griglia con asparagi al vapore e quinoa, seguita da una piccola porzione di frutta per dessert. Ogni pasto e spuntino è calcolato per rispettare il rapporto 40:30:30, garantendo che il mio corpo rimanga in "zona" per tutta la giornata.

Storie di successo e testimonianze della dieta a zona

Le storie di chi ha trasformato la propria vita grazie alla dieta a zona sono fonte di ispirazione e motivazione. Ho avuto il piacere di interagire con individui che hanno perso quantità significative di peso, ma, più importante, che hanno migliorato la propria salute in modi che non credevano possibili. Un collega ha condiviso come, dopo mesi sulla dieta a zona, i suoi livelli di colesterolo e pressione sanguigna si sono normalizzati, permettendogli di ridurre i farmaci prescritti.

Una compagna di palestra mi ha raccontato come la dieta a zona abbia contribuito a migliorare la sua resistenza e la sua forza, portandola a superare i propri limiti fisici. Testimonianze come queste sono comuni tra i seguaci della dieta a zona e servono da testimonianza del potenziale di questo regime alimentare nel cambiare la vita delle persone.

Il ruolo delle diete a basso contenuto di carboidrati nella dieta a zona

Anche se la dieta a zona non è classificata come una dieta strettamente a basso contenuto di carboidrati, condivide alcune somiglianze con questi regimi alimentari. Riducendo i carboidrati raffinati e aumentando l'assunzione di proteine e grassi salutari, la dieta a zona incoraggia il corpo a utilizzare più efficacemente il glucosio, migliorando la sensibilità all'insulina e favorendo la perdita di grasso.

Tuttavia, la dieta a zona non elimina i carboidrati, ma piuttosto seleziona quelli con un basso indice glicemico per evitare picchi di insulina. Questo equilibrio offre i benefici di una dieta a basso contenuto di carboidrati senza i potenziali svantaggi di una riduzione eccessiva dei carboidrati, come l'affaticamento o la nebbia mentale.

Molti malintesi circondano la dieta a zona. Una credenza errata è che sia troppo complicata o richieda un conteggio eccessivo delle calorie. In realtà, una volta compreso il concetto di equilibrio dei macronutrienti, la dieta a zona diventa gestibile e facilmente integrabile nella vita quotidiana.

Un'altra idea sbagliata è che la dieta a zona sia solo una soluzione rapida per la perdita di peso. Sebbene molti esperiscano una riduzione del grasso corporeo, l'obiettivo principale della dieta è la salute a lungo termine e l'ottimizzazione delle funzioni corporee. La perdita di peso è un effetto collaterale positivo di un corpo che funziona più efficientemente.

Rimanere motivati su qualsiasi regime alimentare può essere una sfida. Ho scoperto che la chiave è impostare obiettivi realistici e celebrare i piccoli successi lungo il percorso. Trovare una comunità di supporto, sia online che di persona, può fornire incoraggiamento e condividere consigli pratici.

Personalizzare i pasti in base ai propri gusti e avere una varietà di opzioni alimentari può prevenire la noia e la privazione. Preparare i pasti in anticipo e avere sempre a portata di mano spuntini conformi alla dieta può evitare scelte alimentari impulsive che potrebbero portare fuori dalla "zona".

Concludendo il mio viaggio nella dieta a zona, mi chiedo se sia la scelta giusta per tutti. La risposta, come per qualsiasi cambio di stile di vita, dipende dalla persona. È necessario considerare i propri obiettivi di salute, il proprio stile di vita e la propria volontà di impegnarsi in un nuovo regime alimentare.

Per coloro che cercano un approccio equilibrato che sostenga la salute a lungo termine e migliori la forma fisica, la dieta a zona potrebbe essere un percorso degno di essere percorso. Invito chiunque sia interessato a fare una ricerca approfondita, consultare un professionista sanitario e, se deciso a provare, ad avvicinarsi alla dieta a zona con un atteggiamento aperto e pronto al cambiamento.

L'allenamento è un complemento indispensabile alla dieta proteica per chiunque desideri un fisico scolpito e muscoloso. Le proteine sono il mattone fondamentale dei muscoli, e una dieta ricca di questo macronutriente supporta il recupero e la crescita muscolare, soprattutto in combinazione con un regolare esercizio di forza.

Ho scoperto che consumare proteine dopo l'allenamento è particolarmente importante per stimolare la sintesi proteica muscolare, il processo che il corpo utilizza per riparare e costruire i tessuti muscolari. Un semplice frullato proteico o una manciata di mandorle sono diventati i miei go-to post-allenamento per massimizzare i risultati.

La regolarità è stata fondamentale nel mio percorso verso un fisico più definito. Ho impostato una routine di allenamento settimanale che includeva sia l'allenamento di forza sia l'attività cardiovascolare. Questo non solo ha migliorato la mia resistenza e forza ma ha anche ottimizzato il mio metabolismo, contribuendo a bruciare più grassi.

Durante il mio viaggio con la dieta proteica, mi sono imbattuto in numerosi miti e concezioni errate che hanno richiesto un chiarimento. Un equivoco comune è che una dieta ad alta proteina sia dannosa per i reni. Tuttavia, la ricerca ha dimostrato che, in individui sani, un aumento dell'assunzione di proteine non danneggia la funzione renale.

Un altro mito riguarda la perdita di calcio causata dall'elevato apporto proteico, che potrebbe portare a un rischio più elevato di osteoporosi. In realtà, quando l'assunzione di proteine è abbinata a un adeguato apporto di calcio, non solo non danneggia la salute ossea ma può addirittura migliorarla.

Inoltre, alcune persone credono che la dieta proteica sia solo una soluzione temporanea per la perdita di peso. In realtà, se ben pianificata e bilanciata, può essere un cambiamento nutrizionale sostenibile e a lungo termine che promuove il benessere generale oltre alla gestione del peso.

Adottare una dieta proteica non significa rinunciare al gusto o alla varietà. Nel corso degli anni, ho raccolto una serie di ricette e idee che mantengono i miei pasti interessanti e gustosi. Un piatto che adoro è la ciotola di quinoa con pollo alla griglia, avocado e una generosa porzione di verdure miste. È un pasto equilibrato che offre proteine, grassi sani e carboidrati complessi.

Un'altra ricetta che frequenta la mia tavola è la frittata ricca di verdure con spinaci, funghi e pomodori, arricchita con erbe aromatiche fresche. Questo piatto è versatile e può essere adattato facilmente in base alle verdure di stagione disponibili.

Per uno snack proteico, ho trovato utili le barrette fatte in casa con burro di noci, semi di lino e proteine in polvere.

Nel panorama della nutrizione contemporanea, gli integratori proteici hanno assunto un ruolo sempre più rilevante, evolvendosi da prodotti di nicchia destinati esclusivamente agli atleti professionisti a strumenti nutrizionali ampiamente utilizzati da chi persegue uno stile di vita sano e attivo. Questa evoluzione merita un'analisi approfondita per comprenderne appieno potenzialità e limitazioni.

Gli integratori proteici rappresentano una soluzione pratica ed efficace per coloro che affrontano sfide specifiche nel raggiungimento del proprio fabbisogno proteico quotidiano. Che si tratti di atleti impegnati in intensi programmi di allenamento, persone che seguono diete vegetariane o vegane, o semplicemente individui con uno stile di vita frenetico, questi supplementi offrono un modo conveniente per garantire un adeguato apporto proteico.

La versatilità degli integratori proteici è uno dei loro punti di forza più significativi. Possono essere facilmente incorporati in diverse preparazioni: dai classici frullati post-allenamento a smoothie nutrienti per la colazione, fino all'utilizzo come ingrediente in ricette proteiche come pancake o barrette energetiche fatte in casa. Questa flessibilità li rende particolarmente attraenti per chi cerca di ottimizzare la propria alimentazione senza sacrificare praticità e gusto.

Tuttavia, è fondamentale approcciarsi all'integrazione proteica con consapevolezza e criterio. Gli integratori non dovrebbero mai essere considerati come sostituti completi degli alimenti naturali, ma piuttosto come complementi strategici a una dieta già ben bilanciata e nutriente. La qualità delle proteine naturali presenti in alimenti come carne, pesce, uova e legumi rimane insuperabile in termini di biodisponibilità e complessità nutrizionale.

Nella scelta degli integratori proteici, la qualità dovrebbe essere il criterio guida principale. È consigliabile optare per prodotti che presentino una lista ingredienti breve e comprensibile, evitando quelli che contengono additivi artificiali, dolcificanti e conservanti non necessari. Le proteine del siero di latte (whey protein), le proteine della caseina e le proteine vegetali (come quelle derivate da piselli, canapa o riso) sono tra le opzioni più comuni e scientificamente validate.

Un aspetto spesso sottovalutato riguarda il timing dell'assunzione. Mentre il periodo post-allenamento rimane un momento privilegiato per l'integrazione proteica, grazie alla maggiore sensibilità muscolare agli aminoacidi, gli integratori possono essere utilizzati strategicamente in altri momenti della giornata per mantenere un apporto proteico costante e ottimale.

La personalizzazione rimane un elemento chiave: il fabbisogno proteico varia significativamente in base a fattori come età, livello di attività fisica, obiettivi specifici e condizioni di salute. Per questo motivo, è sempre consigliabile consultare un professionista della nutrizione per determinare il proprio fabbisogno individuale e la strategia di integrazione più appropriata.

Gli integratori proteici rappresentano uno strumento valido nel contesto di una dieta bilanciata, specialmente per chi ha esigenze nutrizionali specifiche o stili di vita particolarmente attivi. La chiave del loro utilizzo efficace risiede nella scelta consapevole di prodotti di qualità e nel loro inserimento strategico all'interno di un piano alimentare complessivo ben strutturato. Come per ogni aspetto della nutrizione, l'equilibrio e la moderazione rimangono principi guida fondamentali.

Gli integratori di derivazione biologica:

Gli integratori proteici di derivazione biologica rappresentano un segmento in rapida crescita nel mercato dell'integrazione nutrizionale, rispondendo alla crescente domanda di prodotti naturali e sostenibili. Questi supplementi si distinguono per la loro origine da materie prime certificate biologiche, garantendo l'assenza di pesticidi, OGM e altre sostanze chimiche sintetiche nel processo produttivo.

Tra le opzioni più significative troviamo:

- Proteine del siero del latte biologico:

    - Derivate da mucche allevate secondo standard biologici

    - Alimentazione degli animali priva di ormoni e antibiotici

    - Processo di estrazione più delicato per preservare le proprietà nutrizionali

    - Maggiore biodisponibilità rispetto alle controparti convenzionali

- Proteine vegetali biologiche:

- Piselli biologici: elevato contenuto proteico e profilo aminoacidico completo

- Canapa biologica: ricca di acidi grassi essenziali e fibre

- Riso integrale biologico: ipoallergenico e facilmente digeribile

- Semi di zucca biologici: fonte di zinco e magnesio

- Proteine della quinoa biologica: prive di glutine e ricche di aminoacidi essenziali

- Superfood proteici biologici:

  - Spirulina biologica: alghe ricche di proteine e micronutrienti

  - Chlorella biologica: fonte completa di aminoacidi

  - Semi di chia biologici: ricchi di proteine e omega-3

  - Moringa biologica: elevato contenuto proteico e antiossidante

I vantaggi degli integratori biologici includono:

- Assenza di residui chimici

- Migliore profilo nutrizionale

- Minore impatto ambientale

- Processi produttivi più sostenibili

- Maggiore purezza del prodotto finale

È importante notare che, sebbene gli integratori biologici possano avere un costo superiore, offrono garanzie aggiuntive in termini di qualità e sostenibilità ambientale, rappresentando una scelta consapevole per chi cerca il massimo della qualità nella propria integrazione proteica.

Consigli per mantenere la dieta proteica

Mantenere una dieta proteica a lungo termine richiede impegno e strategia. Per me, la pianificazione dei pasti settimanale è stata cruciale per evitare decisioni alimentari impulsive che potrebbero allontanarmi dai miei obiettivi di salute. Inoltre, mi sono assicurato di avere sempre a disposizione snack sani e ricchi di proteine per affrontare la fame tra i pasti.

Un altro consiglio che ho trovato utile è stato quello di tenere un diario alimentare. Registrazione di ciò che mangio mi ha aiutato a rimanere consapevole delle mie scelte alimentari e a notare modelli o abitudini che potrebbero richiedere aggiustamenti.

Infine, ascoltare il mio corpo e adattare la mia dieta alle sue esigenze è stato essenziale. Ho imparato che non esiste una soluzione unica per tutti e che la flessibilità e la personalizzazione sono fondamentali per il successo a lungo termine.

Storie di successo e testimonianze sulla dieta proteica

Le storie di successo che ho incontrato lungo il mio percorso sono state fonte di ispirazione e motivazione. Amici e clienti che hanno condiviso come la dieta proteica li abbia aiutati a migliorare la loro salute, a perdere peso in modo sostenibile e a sentirsi più energici e vitali.

Una testimonianza particolarmente toccante è stata quella di un'amica che, dopo anni di lotte con il peso e la salute generale, ha trovato nella dieta proteica un alleato per trasformare la sua vita. La sua storia, come molte altre, evidenzia il potenziale di questa dieta non solo per il benessere fisico ma anche per il benessere emotivo e psicologico.

Storia e testimonianza di successo della dieta proteica di Francesca e il suo percorso di trasformazione

Quando incontrai Francesca per la prima volta al nostro solito caffè, notai subito nei suoi occhi quella scintilla di determinazione che avrebbe caratterizzato il suo straordinario percorso di cambiamento. Era una fredda mattina di gennaio quando, davanti a una tazza di tè verde fumante, mi confessò di sentirsi intrappolata in un corpo che non riconosceva più. A quarant'anni, questa brillante professionista nel campo del marketing aveva raggiunto molti successi professionali, ma si sentiva profondamente insoddisfatta del suo benessere fisico.

"Non mi riconosco più nelle foto", mi disse quel giorno, con un velo di tristezza nella voce. "Ogni mattina, lo specchio mi restituisce l'immagine di una persona che non sono io". Fu in quel momento che decidemmo insieme di intraprendere un percorso di trasformazione attraverso la dieta proteica, un viaggio che avrebbe cambiato non solo il suo corpo, ma anche la sua mente e il suo spirito.

Il suo percorso iniziò con piccoli ma significativi cambiamenti. Francesca iniziò a rivoluzionare la sua dispensa, eliminando gradualmente i cibi ultra-processati che erano stati i suoi fedeli compagni durante le lunghe giornate lavorative. Al loro posto, introdusse fonti di proteine magre di alta qualità: il salmone selvaggio divenne il protagonista dei suoi pranzi, mentre il petto di pollo biologico si trasformò nel suo alleato per le cene.

La sua creatività in cucina sbocciò inaspettatamente. Quello che iniziò come un regime alimentare si trasformò in un'avventura culinaria. Ricordo ancora quando mi invitò a cena e mi presentò la sua "specialità": un'insalata di spinaci baby con fragole fresche, petto di pollo grigliato marinato con erbe aromatiche, il tutto guarnito con mandorle tostate e un leggero condimento al balsamico. "Chi ha detto che mangiare sano deve essere noioso?" mi disse sorridendo, mentre assaporavamo quel piatto che era tanto bello quanto nutriente.

Le sue merende divennero dei veri e propri rituali di benessere. I frullati proteici, che inizialmente vedeva come una "medicina necessaria", si trasformarono in momenti di piacere creativo. La vidi sperimentare combinazioni sempre nuove: banana e proteine del siero del latte con un tocco di cannella, frutti di bosco e proteine vegetali con foglie di menta fresca, o la sua preferita, ananas e cocco con proteine di pisello, che lei chiamava scherzosamente il suo "momento tropicale".

Naturalmente, non tutto è stato rose e fiori. Ci sono stati momenti di difficoltà, come quando durante una cena aziendale si è trovata di fronte a un buffet pieno di tentazioni, o durante le vacanze estive con la famiglia, dove le tradizioni culinarie si scontravano con i suoi nuovi obiettivi. Ma Francesca ha affrontato ogni sfida con una resilienza ammirevole, trovando sempre un modo per rimanere fedele ai suoi obiettivi senza privarsi completamente dei piaceri della vita.

La trasformazione più significativa, tuttavia, è stata quella interiore. Mese dopo mese, ho visto la sua sicurezza crescere insieme alla sua forza fisica. Non era più la donna che si nascondeva nelle foto di gruppo o che evitava gli specchi nei negozi. La nuova Francesca camminava a testa alta, indossava con orgoglio i vestiti che aveva sempre desiderato e, soprattutto, sorrideva più spesso.

Oggi, a due anni dall'inizio del suo percorso, Francesca è diventata fonte d'ispirazione per molte altre donne della nostra cerchia sociale. Non solo ha raggiunto i suoi obiettivi di forma fisica, ma ha scoperto una nuova passione per il benessere olistico. Ha iniziato a praticare yoga, ha corso la sua prima mezza maratona e, cosa più importante, ha trovato un equilibrio che va ben oltre il numero sulla bilancia.

La sua storia è testimonianza di come, con determinazione, pazienza e il giusto approccio, sia possibile reinventarsi a qualsiasi età. Come ama ripetere Francesca: "I quarant'anni non sono stati un punto di arrivo, ma un nuovo inizio".

L'importanza di una corretta alimentazione per la massa muscolare

Molte persone pensano che l'allenamento intenso sia l'unico fattore determinante per aumentare la massa muscolare. Tuttavia, l'alimentazione gioca un ruolo altrettanto importante, se non di più, nella costruzione e nello sviluppo muscolare. Una corretta alimentazione fornisce al corpo i nutrienti necessari per favorire la crescita muscolare e ottimizzare i risultati dell'allenamento. L'incremento della massa muscolare rappresenta un processo complesso che va ben oltre le ore trascorse in palestra. Mentre molti si concentrano esclusivamente sull'intensità degli allenamenti, la vera chiave del successo risiede in un approccio olistico che pone l'alimentazione al centro della strategia di sviluppo muscolare.

La costruzione del muscolo è un processo biologico sofisticato che richiede un preciso equilibrio di nutrienti. Le proteine giocano un ruolo fondamentale, fungendo da mattoni per la costruzione delle fibre muscolari. La qualità delle proteine è cruciale: fonti come carni magre, pesce, uova e legumi forniscono un profilo aminoacidico completo, essenziale per la sintesi proteica muscolare.

I grassi svolgono un ruolo cruciale, spesso sottovalutato, nel processo di costruzione muscolare. Gli acidi grassi essenziali sono fondamentali per la produzione ormonale, in particolare del testosterone, ormone chiave per la sintesi proteica e la crescita muscolare. Fonti di grassi sani come avocado, noci, semi e olio d'oliva dovrebbero essere parte integrante di una dieta finalizzata all'incremento della massa muscolare.

Il timing nutrizionale rappresenta un altro aspetto fondamentale. La finestra anabolica post-allenamento, pur non essendo così ristretta come si credeva in passato, rimane un momento privilegiato per l'assunzione di nutrienti. Un pasto ricco di proteine e grassi buoni entro un paio d'ore dall'allenamento può ottimizzare il processo di recupero e crescita muscolare.

L'idratazione, spesso trascurata, è un altro pilastro fondamentale. L'acqua è essenziale per il trasporto dei nutrienti, la sintesi proteica e il mantenimento del volume cellulare, tutti fattori che influenzano direttamente la crescita muscolare. Un'idratazione inadeguata può compromettere significativamente le prestazioni e il recupero.

La personalizzazione della dieta è cruciale: non esiste un approccio universale che funzioni per tutti. Fattori come il metabolismo individuale, il livello di attività fisica, l'età e gli obiettivi specifici devono essere considerati nella pianificazione alimentare. Un atleta professionista avrà esigenze diverse da un principiante, così come un ventenne avrà necessità diverse da un cinquantenne.

Il monitoraggio e l'aggiustamento costante del piano alimentare sono fondamentali per ottimizzare i risultati. Tenere un diario alimentare, registrare i progressi e modificare l'apporto proteico e la distribuzione dei grassi in base ai risultati ottenuti permette di perfezionare continuamente la strategia nutrizionale.

La costruzione della massa muscolare è un'arte che richiede pazienza, dedizione e, soprattutto, una profonda comprensione del ruolo dell'alimentazione. La chiave sta nel fornire al corpo i giusti nutrienti nei momenti opportuni, mantenendo un'adeguata idratazione e personalizzando l'approccio in base alle proprie caratteristiche individuali. Solo attraverso un approccio nutrizionale completo e ben strutturato è possibile massimizzare i risultati dell'allenamento e raggiungere gli obiettivi di sviluppo muscolare desiderati. Ma vediamo nel dettaglio cosa serve per essere al massimo anche sul fattore muscolare.

Capire i macronutrienti per la crescita muscolare

I macronutrienti sono i principali componenti della nostra dieta e comprendono carboidrati, proteine e grassi. Quando si tratta di costruire massa muscolare, è fondamentale comprendere l'importanza di bilanciare correttamente questi nutrienti. I carboidrati forniscono energia al corpo, aiutando a sostenere gli allenamenti intensi, mentre i grassi forniscono energia a lunga durata e mantengono la salute generale. Tuttavia, le proteine sono particolarmente cruciali per la costruzione muscolare.

Le proteine svolgono un ruolo fondamentale nello sviluppo muscolare. Sono costituite da amminoacidi, che sono i mattoni del nostro corpo. Durante l'allenamento, i muscoli subiscono microlesioni che devono essere riparate e ricostruite. Le proteine forniscono gli amminoacidi necessari per questa riparazione e ricostruzione muscolare. Inoltre, le proteine promuovono la sintesi proteica muscolare, che è il processo attraverso il quale il corpo costruisce nuovi tessuti muscolari. Senza un adeguato apporto proteico, sarà difficile ottenere una crescita muscolare significativa.

Ora che abbiamo compreso l'importanza delle proteine nella costruzione muscolare, è fondamentale conoscere gli alimenti che sono ricchi di proteine. Alcuni esempi di alimenti ricchi di proteine includono carni magre come pollo, tacchino e manzo, uova, pesce, latticini come latte, yogurt e formaggio, legumi come fagioli, lenticchie e ceci, e frutta a guscio come mandorle, noci e semi di chia. Integrare questi alimenti nella vostra dieta vi aiuterà a fornire il giusto apporto proteico per la crescita muscolare.

Ricette ultra-proteiche per aumentare la massa muscolare

Oltre a consumare alimenti ricchi di proteine, è possibile creare ricette ultra-proteiche che contribuiranno ad aumentare la massa muscolare. Ecco alcune idee di ricette che potete provare:

• Frullato proteico alla vaniglia: mescolare proteine in polvere alla vaniglia con latte o yogurt greco e aggiungere una banana per una bevanda proteica deliziosa e nutriente.

• Insalata di pollo alla griglia: tagliare il pollo alla griglia a cubetti e mescolarlo con insalata fresca, pomodori, cetrioli e una vinaigrette leggera per un pasto ricco di proteine.

• Pasta di lenticchie rosse: sostituire la pasta tradizionale con lenticchie rosse cotte per un piatto di pasta ad alto contenuto proteico. Aggiungere verdure e una salsa di pomodoro per un pasto completo.

Creare un piano alimentare personalizzato per lo sviluppo muscolare

Ogni individuo è unico e ha esigenze diverse quando si tratta di sviluppare la massa muscolare. Pertanto, è importante creare un piano alimentare personalizzato che si adatti alle vostre esigenze specifiche. Un nutrizionista o un dietologo può aiutarvi a creare un piano alimentare che tenga conto delle vostre preferenze alimentari, delle restrizioni dietetiche e del vostro obiettivo di sviluppo muscolare. Un piano alimentare personalizzato vi aiuterà a raggiungere risultati ottimali e a massimizzare il vostro potenziale di crescita muscolare.

Incorporare la nutrizione nella routine di allenamento del bodybuilding

Oltre a seguire un piano alimentare adeguato, è fondamentale incorporare la nutrizione nella vostra routine di allenamento del bodybuilding. Ciò significa che dovreste pianificare i pasti in modo da fornire al corpo il giusto apporto di nutrienti prima e dopo l'allenamento. Prima dell'allenamento, si dovrebbero consumare carboidrati per ottenere energia e proteine per preparare i muscoli per l'allenamento intenso. Dopo l'allenamento, è consigliabile consumare una combinazione di carboidrati e proteine per favorire la riparazione muscolare e la crescita.

I benefici di una corretta alimentazione per la forma fisica generale.

Oltre alla costruzione muscolare, una corretta alimentazione offre numerosi benefici per la forma fisica generale. Una dieta equilibrata fornisce al corpo le sostanze nutritive di cui ha bisogno per funzionare correttamente. Ciò si traduce in un miglioramento dell'energia, della resistenza e delle prestazioni complessive durante l'allenamento. Inoltre, una corretta alimentazione può aiutare a mantenere un peso sano, a ridurre il rischio di malattie croniche e a favorire una migliore salute generale.

Carboidrati

La quantità di carboidrati necessaria per ottimizzare la prestazione sportiva dipende dal tipo di sport praticato, dall'intensità e dalla durata dell'attività fisica. In generale, i carboidrati forniscono energia rapida ai muscoli e sono fondamentali per sostenere gli sforzi durante l'attività fisica.

Ad esempio, gli atleti di resistenza come i corridori, i ciclisti o i nuotatori hanno bisogno di una quantità maggiore di carboidrati rispetto agli atleti di forza per mantenere elevate prestazioni nel corso di una lunga competizione. Si consiglia in genere di assumere tra il 50% e il 65% delle calorie totali giornaliere sotto forma di carboidrati per gli atleti impegnati in attività di resistenza.

Per gli atleti di forza e potenza, che richiedono sforzi intensi e brevi, la percentuale di carboidrati può essere leggermente inferiore, ma è comunque importante assumere una quota sufficiente di carboidrati per garantire una buona disponibilità di energia durante l'allenamento.

Proteine

Non esiste una quantità specifica di proteine che è considerata la migliore per la massima crescita muscolare, poiché le esigenze proteiche variano da individuo a individuo in base al tipo di attività fisica svolta, al peso corporeo, al metabolismo e ad altri fattori. Tuttavia, generalmente si consiglia che gli individui attivi e che praticano attività fisica intensa consumino circa 1,2-2,2 grammi di proteine per chilo di peso corporeo al giorno per favorire la crescita muscolare.

È importante anche considerare la qualità delle proteine consumate, preferendo fonti proteiche magre e complete come carne magra, pesce, uova, latticini magri, legumi e cereali integrali. Inoltre, distribuire l'assunzione proteica in modo equilibrato durante la giornata, consumando piccoli pasti o spuntini proteici ogni 3-4 ore, può favorire una migliore sintesi proteica muscolare.

I grassi

Per gestire i grassi al meglio e minimizzare i depositi di grasso nel corpo, è importante adottare una dieta equilibrata e sana. Ecco alcuni suggerimenti utili:

Limitare l'assunzione di grassi saturi e trans. Invece, privilegiare grassi monoinsaturi e polinsaturi, come quelli presenti negli oli vegetali, nelle noci, nelle mandorle e nell'avocado.

Consumare una varietà di alimenti ricchi di grassi sani, come pesce ricco di omega-3, semi di lino e olio d'oliva.

Ridurre al minimo l'assunzione di cibi ultraprocessati e ricchi di zuccheri aggiunti, che possono contribuire all'aumento di peso e alla formazione di depositi di grasso.

Mantenere un adeguato apporto di fibre nella dieta, che possono aiutare a regolare il peso corporeo e a ridurre l'assorbimento dei grassi.

Fare regolarmente esercizio fisico, che può contribuire a bruciare i grassi in eccesso e a tonificare il corpo.

Bere abbondante acqua durante la giornata, che può aiutare a mantenere il metabolismo attivo e a eliminare le scorie dal corpo.

Prestare attenzione alle porzioni e cercare di non eccedere con le quantità di cibo consumate.

Il timing degli alimenti è importante per ottimizzare l'assorbimento dei nutrienti e mantenere un adeguato livello di energia durante la giornata. Ecco alcuni consigli su quando e come assumere gli alimenti per trarne il massimo beneficio:

Prima dell'allenamento: Assumere una fonte di carboidrati a basso indice glicemico e proteine magre circa 1-2 ore prima dell'allenamento per garantire un adeguato apporto di energia durante l'attività fisica.

Dopo l'allenamento: Assumere una fonte di proteine e carboidrati a rapido assorbimento entro 30-60 minuti dall'allenamento per favorire la sintesi proteica e il recupero muscolare.

Spuntini: Assumere piccoli spuntini tra i pasti principali per mantenere costante il livello di zuccheri nel sangue e evitare picchi di fame. Optare per snack sani come frutta, noci, yogurt greco o barrette proteiche.

Pasti principali: Assumere pasti equilibrati che includano una fonte di proteine magre, carboidrati complessi, grassi sani e verdure per garantire un adeguato apporto di nutrienti essenziali.

Bere acqua: Assumere una quantità sufficiente di acqua durante la giornata per mantenere l'idratazione e favorire il corretto funzionamento dell'organismo.

Essere sempre idratati

L'idratazione è essenziale per la prestazione sportiva poiché l'acqua svolge diversi ruoli fondamentali nel nostro corpo durante l'attività fisica. Prima di tutto, l'acqua aiuta a regolare la temperatura corporea, che può aumentare durante l'esercizio fisico intenso. Inoltre, l'acqua è necessaria per il corretto funzionamento dei muscoli, poiché aiuta a mantenere l'equilibrio elettrolitico e a prevenire i crampi muscolari.

Una corretta idratazione può migliorare anche la resistenza e la concentrazione durante l'esercizio fisico, poiché un corpo ben idratato è in grado di lavorare più a lungo e con maggiore efficienza. Al contrario, la disidratazione può portare a una diminuzione delle prestazioni sportive, affaticamento, crampi, svenimenti e persino colpi di calore.

Per assicurarsi di essere adeguatamente idratati durante l'esercizio fisico, è importante bere abbastanza acqua prima, durante e dopo l'attività. Le linee guida generali suggeriscono di bere circa 500 ml di acqua 2 ore prima dell'esercizio e di continuare a bere piccole quantità ogni 15-20 minuti durante l'attività. Dopo l'allenamento, è importante continuare a bere per ripristinare i liquidi persi durante la sudorazione.

Inoltre, è importante tenere conto del tipo di sport praticato e delle condizioni ambientali, poiché l'età, il sesso, il peso corporeo e il livello di fitness influenzano le esigenze idriche individuali. È importante monitorare il proprio livello di idratazione osservando il colore dell'urina: un colore chiaro o quasi trasparente indica un'adeguata idratazione, mentre un colore scuro può indicare disidratazione.

Vitamine e Sali minerali

Le vitamine e i sali minerali essenziali che non devono mancare nella tua dieta includono:

Vitamina D: importante per la salute delle ossa, della pelle e del sistema immunitario. È possibile ottenere vitamina D da fonti alimentari come pesce grasso, uova e latticini, ma la principale fonte è l'esposizione al sole.

Vitamina B12: fondamentale per la produzione di globuli rossi e il corretto funzionamento del sistema nervoso. Si trova principalmente in alimenti di origine animale come carne, pesce, uova e latticini.

Ferro: necessario per la formazione di emoglobina e il trasporto dell'ossigeno nel sangue. Fonti alimentari di ferro includono carne rossa, fegato, legumi e verdure a foglia verde.

Calcio: vitale per la salute delle ossa e dei denti. Alimenti ricchi di calcio includono latticini, verdure a foglia verde, noci e semi.

Per accorgersi di eventuali carenze di vitamine e sali minerali, è importante prestare attenzione ai seguenti sintomi:

Affaticamento e stanchezza persistente

Problemi di pelle come secchezza, acne o eczema

Perdita di capelli o unghie fragili

Problemi di digestione, come costipazione o diarrea

Sensazioni di debolezza muscolare o crampi

Problemi di umore come irritabilità o depressione

Se sospetti di avere carenze di vitamine e sali minerali, è consigliabile consultare un medico o un dietologo per valutare la tua dieta e eventualmente assumere integratori o apportare modifiche nella tua alimentazione.

Gli integratori

La scelta degli integratori dipende dal tipo di attività sportiva praticata, dalle proprie esigenze nutrizionali e dallo stato di salute generale. Tuttavia, alcuni integratori che possono essere utili per migliorare la performance sportiva includono:

Proteine: utili per favorire la riparazione e la crescita muscolare dopo l'allenamento.

Carboidrati: necessari per fornire energia durante l'attività fisica e per favorire il recupero muscolare.

Creatina: può aiutare a migliorare la forza e la resistenza durante gli allenamenti ad alta intensità.

Beta-alanina: può aiutare ad aumentare la resistenza muscolare e ridurre l'affaticamento durante l'allenamento.

Omega-3: utili per ridurre l'infiammazione e migliorare la salute cardiovascolare.

Mantenere la massa

Per mantenere la massa muscolare durante la fase di definizione per bruciare grasso corporeo, è importante seguire alcune linee guida chiave:

Mantieni un deficit calorico moderato: Ridurre l'apporto calorico è essenziale per bruciare il grasso corporeo, ma è importante non ridurre le calorie troppo drasticamente in modo da evitare la perdita muscolare. Un deficit calorico moderato, intorno al 15-20% rispetto al tuo fabbisogno energetico totale, è generalmente consigliato.

Assicurati di consumare abbastanza proteine: Le proteine sono essenziali per mantenere e costruire i muscoli. Assicurati di consumare abbastanza proteine nella tua dieta, circa 1,2-2,2 grammi per chilo di peso corporeo al giorno.

Mantieni un adeguato apporto di grassi sani e carboidrati: Anche i grassi sani e i carboidrati sono importanti per sostenere la tua salute e performance durante l'allenamento. Assicurati di includere grassi sani come avocado, noci e semi, e carboidrati complessi come cereali integrali, verdure e frutta nella tua dieta.

Mantieni un programma di allenamento di resistenza: L'allenamento di resistenza è importante per mantenere e stimolare la massa muscolare durante la fase di definizione. Cerca di mantenere una routine di allenamento regolare che includa esercizi di sollevamento pesi e lavori di resistenza.

Includi cardio moderato nella tua routine: Anche se l'allenamento di resistenza è prioritario per mantenere la massa muscolare, l'inclusione di sessioni di cardio moderato può aiutare a bruciare più calorie e accelerare la perdita di grasso corporeo.

Fai attenzione all'idratazione e al riposo: Assicurati di bere a sufficienza acqua, riposare adeguatamente e gestire lo stress per favorire il recupero e il mantenimento della massa muscolare durante la fase di definizione.

Seguendo queste linee guida e mantenendo un equilibrio tra deficit calorico, apporto proteico e allenamento di resistenza, puoi bruciare grasso corporeo mentre mantieni la tua preziosa massa muscolare

In conclusione, una corretta alimentazione è fondamentale per la crescita muscolare. Comprendere i macronutrienti e il ruolo delle proteine nella costruzione muscolare vi aiuterà a creare una dieta equilibrata che fornisca al corpo i nutrienti necessari per ottenere risultati ottimali. Integrare alimenti ricchi di proteine nella vostra dieta e provare ricette ultra-proteiche vi aiuterà a incrementare la massa muscolare in modo efficace. Creare un piano alimentare personalizzato e incorporare la nutrizione nella vostra routine di allenamento del bodybuilding vi aiuterà a massimizzare il vostro potenziale di crescita muscolare. Infine, ricordate che una corretta alimentazione offre numerosi benefici per la forma fisica generale e che ci sono corsi disponibili per approfondire le vostre conoscenze sulla nutrizione per la costruzione muscolare. Fate schizzare la vostra massa muscolare!

Esempi di dieta per l'aumento della massa muscolare

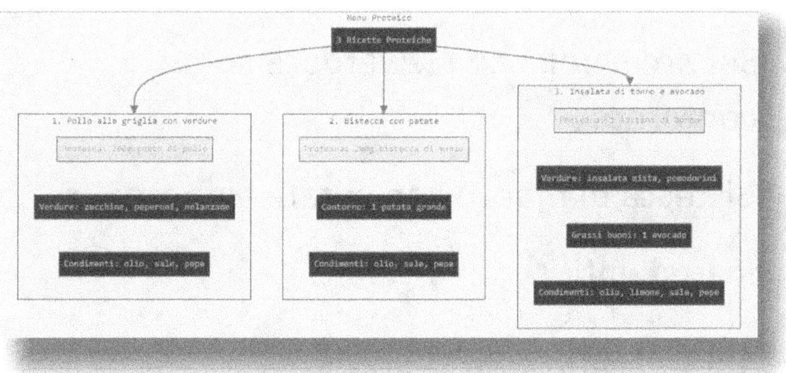

Pollo alla griglia con contorno di verdure:

Ingredienti:

200g di petto di pollo

Verdure miste (zucchine, peperoni, melanzane)

Olio d'oliva

Sale e pepe

Procedimento:

Tagliare il petto di pollo a pezzetti e marinare con olio, sale e pepe.

Grigliare il pollo fino a cottura completa.

In una padella a parte, cuocere le verdure tagliate a pezzetti con un filo d'olio d'oliva.

Servire il pollo con le verdure come contorno.

Bistecca di manzo con patate al forno:

Ingredienti:

200g di bistecca di manzo

1 patata grande

Olio d'oliva

Sale e pepe

Procedimento:

Tagliare la patata a fette sottili e condire con olio, sale e pepe.

Disporre le fette di patata su una teglia da forno e cuocere in forno a 180°C per circa 30 minuti.

Nel frattempo, cuocere la bistecca di manzo su una padella ben calda fino a cottura desiderata.

Servire la bistecca con le patate al forno.

Insalata di tonno e avocado:

Ingredienti:

1 avocado maturo

1 scatoletta di tonno all'olio

Insalata mista

Pomodorini

Olio d'oliva

Limone

Sale e pepe

Procedimento:

Tagliare l'avocado a cubetti e condire con succo di limone, olio, sale e pepe.

Mescolare il tonno scolato con l'avocado.

Disporre l'insalata mista e i pomodorini su un piatto e aggiungere il tonno e l'avocado sopra.

Condire con un filo d'olio e servire come piatto principale.

Queste sono solo alcuni esempi di ricette per una dieta proteica e per aumentare la massa muscolare. È importante consultare sempre un professionista, come un nutrizionista o un dietologo, prima di apportare cambiamenti significativi alla propria alimentazione.

Dieta Antinfiammatoria e Nutrizione Sportiva

Era una mattina di allenamento come tante altre quando Sara, una delle maratonete più promettenti del circuito amatoriale, si fermò bruscamente al ventesimo chilometro. Non era il solito affaticamento muscolare che ogni atleta conosce bene - era qualcosa di diverso, più profondo, come se il suo corpo stesse mandando un messaggio che non poteva più ignorare. Il cielo di Boston era perfetto per correre quella mattina, e lei si era preparata per mesi per questa maratona. Eppure, il suo corpo sembrava avere altri piani.

"È come se il mio corpo fosse in guerra con se stesso," confessò più tardi al suo allenatore, Mike, un veterano che aveva seguito decine di atleti di alto livello. I suoi tempi, un tempo invidiabili, stavano peggiorando settimana dopo settimana. I recuperi si allungavano sempre di più, e quel senso di benessere post-allenamento che l'aveva sempre accompagnata si era trasformato in un disagio persistente che durava giorni. Le articolazioni dolevano anche dopo un riposo adeguato, e quella brillantezza mentale che aveva sempre caratterizzato le sue performance sembrava offuscata da una nebbia costante.

La sua alimentazione sembrava impeccabile sulla carta: proteine di alta qualità, carboidrati complessi, tutto calibrato per supportare le sue prestazioni. Seguiva scrupolosamente il piano nutrizionale che aveva funzionato perfettamente negli ultimi cinque anni di competizioni. Frullati proteici post-allenamento, pasti bilanciati, integratori di ultima generazione - aveva seguito ogni regola del manuale dell'atleta moderno. Eppure qualcosa non quadrava.

Le analisi del sangue raccontavano una storia che i numeri sul cronometro avevano già iniziato a sussurrare: markers infiammatori elevati, squilibri ormonali sottili ma significativi, segnali che quella che era sempre stata una macchina perfettamente oliata stava iniziando a mostrare segni di usura non solo fisica, ma sistemica.

Fu durante una visita di routine che il suo medico sportivo, il Dr. Thompson, pronunciò per primo quelle parole che avrebbero cambiato la sua prospettiva: "infiammazione cronica". Non si trattava solo di recupero muscolare o di alimentazione proteica - il suo corpo stava mandando segnali di un disequilibrio più profondo, che nessun integratore o programma di allenamento tradizionale poteva risolvere da solo.

La storia di Sara non è unica nel mondo dello sport. Nelle cliniche specializzate in medicina sportiva di tutto il paese, sempre più atleti, dai professionisti agli amatori appassionati, si trovano a fare i conti con questo nemico silenzioso: l'infiammazione cronica. Un processo naturale del corpo che, quando diventa persistente, può trasformarsi nel più subdolo degli avversari, minando prestazioni e benessere da dentro.

Le statistiche parlano chiaro: secondo recenti studi condotti presso le principali università americane, oltre il 60% degli atleti di endurance mostra segni di infiammazione cronica sistemica, spesso senza rendersene conto fino a quando le prestazioni non iniziano a risentirne significativamente. È un fenomeno che non risparmia nessuno, dai corridori ai ciclisti, dai nuotatori ai triatleti.

La soluzione, come spesso accade nelle storie più interessanti di medicina sportiva, inizia nel piatto. La scienza moderna sta rivelando sempre più chiaramente come l'alimentazione possa essere la chiave non solo per le prestazioni atletiche, ma anche per gestire e prevenire l'infiammazione cronica. È qui che entra in gioco la potenza di una dieta antinfiammatoria, un approccio che sta rivoluzionando il modo in cui gli atleti pensano alla nutrizione sportiva.

Per Sara, questa realizzazione ha segnato l'inizio di un nuovo capitolo nella sua carriera atletica. Lavorando con un team di nutrizionisti specializzati, ha iniziato a ripensare completamente il suo approccio all'alimentazione, scoprendo come certi cibi, apparentemente innocui o addirittura considerati salutari, potessero in realtà contribuire al suo stato infiammatorio cronico. La sua storia è diventata un caso di studio illuminante su come l'alimentazione antinfiammatoria possa non solo arrestare il declino delle prestazioni, ma anche portare a un nuovo livello di eccellenza atletica.

La storia di Sara ci introduce a una delle sfide più significative che gli atleti moderni devono affrontare: l'infiammazione cronica e il suo impatto sulle prestazioni sportive.

Ma cosa significa esattamente "infiammazione" e perché è così importante comprenderla per ottimizzare le nostre prestazioni atletiche? Addentriamoci nella scienza dell'infiammazione e scopriamo come una corretta strategia nutrizionale possa fare la differenza tra il successo e il fallimento nel percorso di un atleta.

L'infiammazione è una risposta del sistema immunitario a sostanze dannose o danneggiate nel corpo. Sebbene sia un meccanismo naturale di difesa del corpo, un'infiammazione cronica può avere effetti negativi sulla salute e sulle prestazioni fisiche.

In primo luogo, l'infiammazione cronica può danneggiare i tessuti e gli organi nel corpo, portando a condizioni di salute croniche come malattie cardiache, diabete, obesità e cancro. Può anche favorire l'insorgenza di disturbi come l'artrite e le malattie autoimmuni.

In termini di prestazioni fisiche, l'infiammazione può causare affaticamento, dolori muscolari e ridotta resistenza fisica. Può inoltre influenzare negativamente la capacità di recupero dopo l'allenamento, rendendo più difficile per il corpo guarire e riprendersi dalle attività fisiche intense.

Per mantenere la salute e le prestazioni fisiche ottimali, è importante adottare uno stile di vita sano che includa una dieta equilibrata, l'esercizio fisico regolare, il controllo dello stress e il mantenimento di un peso corporeo sano. Inoltre, è importante consultare un medico se si sospetta di avere un'infiammazione cronica per ricevere una diagnosi e un trattamento adeguati.

Se vuoi ottimizzare le tue prestazioni e migliorare il tuo recupero? Cerca allora una dieta antinfiammatoria. Questo approccio fondamentale alla nutrizione sportiva sta guadagnando popolarità tra gli atleti di tutti i livelli, e per una buona ragione. Incorporando i principi di una dieta antinfiammatoria nel tuo regime di allenamento, potrai migliorare le prestazioni, ridurre il rischio di lesioni e accelerare i tempi di recupero. Non fidarti solo della mia parola: esistono numerosi libri che approfondiscono i benefici di una dieta antinfiammatoria per gli atleti.

Uno di questi è "La dieta antinfiammatoria per gli atleti" del Dr. John Smith. In questa guida informativa, il dottor Smith analizza la scienza alla base dell'infiammazione e il suo rapporto con le prestazioni sportive. Spiega come alcuni alimenti possano scatenare l'infiammazione nell'organismo, causando una diminuzione delle prestazioni atletiche e un aumento del rischio di infortuni. Seguendo le linee guida dietetiche da lui consigliate, gli atleti possono ridurre l'infiammazione nel loro corpo e liberare il loro pieno potenziale sul campo.

Il libro del dottor Smith sottolinea l'importanza di incorporare nella dieta di un atleta alimenti ricchi di nutrienti. Ciò significa concentrarsi su alimenti integrali come frutta, verdura, proteine magre e grassi sani. Questi alimenti non solo sono ricchi di vitamine e minerali essenziali, ma contengono anche potenti antiossidanti che aiutano a combattere l'infiammazione a livello cellulare. Alimentando il corpo con questi alimenti antinfiammatori, è possibile ottimizzare i livelli di energia, migliorare il recupero e le prestazioni atletiche complessive.

Oltre a fornire indicazioni su cosa mangiare, "La dieta antinfiammatoria per gli atleti" offre anche consigli pratici sulla pianificazione e la preparazione dei pasti. Il dottor Smith è consapevole che gli atleti conducono una vita intensa e potrebbero non avere il tempo o le conoscenze necessarie per cucinare ogni giorno pasti elaborati. Per questo motivo fornisce ricette semplici e deliziose che possono essere facilmente integrate nella routine di ogni atleta. Dai frullati ricchi di proteine alle insalate ricche di sostanze nutritive, queste ricette rendono facile seguire una dieta antinfiammatoria senza sacrificare il gusto o la praticità.

Che tu sia un atleta professionista o una normale persona che pratica sport, l'adozione di una dieta antinfiammatoria può rivoluzionare la tua alimentazione. Riducendo l'infiammazione nel tuo corpo, potrai migliorare le prestazioni, ridurre il rischio di infortuni e recuperare più velocemente dopo allenamenti intensi.

Alcune ricette che possono essere al tempo stesso proteiche ma anche antinfiammatorie:

• Insalata di quinoa con verdure grigliate e pollo: preparare la quinoa e condirla con olio extravergine d'oliva, succo di limone, sale e pepe. Aggiungere verdure grigliate come zucchine, peperoni e melanzane, e pezzetti di pollo grigliato. Servire freddo.

• Salmone al vapore con salsa allo zenzero e limone: preparare un trancio di salmone al vapore e condire con salsa allo zenzero e limone (realizzata con succo di limone, zenzero grattugiato, aglio, olio extravergine d'oliva, sale e pepe). Servire con contorno di verdure al vapore.

• Insalata di ceci con tonno e avocado: mescolare ceci lessati con tonno sottolio, avocado a cubetti, rucola, pomodori ciliegini e cipolla rossa affettata. Condire con olio extravergine d'oliva, aceto balsamico, sale e pepe.

• Pollo alla curcuma con verdure arrostite: marinare pezzetti di pollo con curcuma, aglio, succo di limone, olio extravergine d'oliva, sale e pepe. Cuocere in forno e servire con verdure arrostite (come carote, zucchine e pomodorini) condite con olio evo, aglio, rosmarino e sale.

• Frittata alle verdure con feta e pomodori secchi: preparare una frittata con uova, pezzetti di verdure miste (come zucchine, peperoni e pomodori secchi), feta sbriciolata e erbe aromatiche a piacere. Servire tiepida.

La dieta mediterranea e le proteine

Nelle assolate coste del Mediterraneo, dove il mare incontra antiche tradizioni millenarie, si è sviluppato quello che oggi gli scienziati riconoscono come uno dei modelli alimentari più salutari al mondo: la dieta mediterranea. Non è solo un regime alimentare, ma un patrimonio culturale immateriale dell'umanità, riconosciuto dall'UNESCO nel 2010, che racchiude secoli di saggezza nutrizionale e tradizioni culinarie.

Gli studi epidemiologici iniziati negli anni '50 dal ricercatore americano Ancel Keys hanno per primi evidenziato il "paradosso mediterraneo": nonostante una vita non priva di sfide e fatiche, le popolazioni delle regioni mediterranee mostravano tassi di malattie cardiovascolari e tumori significativamente inferiori rispetto ad altre zone del mondo industrializzato. Il celebre "Seven Countries Study", che ha seguito per decenni le abitudini alimentari e lo stato di salute di popolazioni in sette paesi diversi, ha definitivamente posto le basi scientifiche per comprendere i benefici di questo stile alimentare.

I numeri parlano chiaro: le regioni che seguono tradizionalmente la dieta mediterranea mostrano una aspettativa di vita tra le più alte al mondo. In particolare, zone come la Sardegna in Italia, Icaria in Grecia e alcune aree della Spagna sono riconosciute come "Zone Blu", territori dove la concentrazione di centenari è nettamente superiore alla media mondiale. Gli abitanti di queste regioni non solo vivono più a lungo, ma mantengono una qualità della vita elevata anche in età avanzata.

Le ricerche moderne hanno identificato molteplici meccanismi attraverso cui la dieta mediterranea promuove la longevità e il benessere.

Gli **acidi grassi monoinsaturi** dell'olio d'oliva, i polifenoli del vino rosso (consumato con moderazione), gli antiossidanti di frutta e verdura, e le fibre dei cereali integrali lavorano in sinergia per:

- Ridurre l'infiammazione sistemica
- Proteggere il DNA dai danni ossidativi
- Mantenere la salute cardiovascolare
- Supportare la funzione cognitiva
- Regolare il metabolismo del glucosio

Studi recenti hanno dimostrato che chi segue fedelmente la dieta mediterranea ha un rischio ridotto del 25% di sviluppare malattie cardiovascolari, del 30% di incorrere in diabete di tipo 2, e mostra tassi significativamente inferiori di declino cognitivo legato all'età. Inoltre, questo pattern alimentare è associato a un minor rischio di obesità e sindrome metabolica, condizioni che compromettono significativamente la qualità della vita.

Ma il vero genio della dieta mediterranea risiede nella sua semplicità e sostenibilità, sia per la salute umana che per l'ambiente. Il consumo prevalente di alimenti di origine vegetale, l'uso moderato di proteine animali (principalmente da pesce e carni bianche), e la preferenza per prodotti locali e stagionali la rendono un modello alimentare particolarmente adatto alle sfide del XXI secolo, dove la sostenibilità ambientale è diventata una priorità globale.

La comunità scientifica internazionale continua a scoprire nuovi benefici di questo modello alimentare. Recenti studi hanno evidenziato come la dieta mediterranea possa influenzare positivamente il microbioma intestinale, elemento sempre più riconosciuto come centrale per la salute generale dell'organismo, e come possa contribuire alla prevenzione di varie forme di cancro.

La dieta mediterranea, famosa per i suoi benefici per la salute cardiovascolare e la longevità, può essere integrata con un approccio proteico per massimizzare i risultati. Invece di affidarsi solo a fonti di proteine animali come carne e latticini, è possibile incorporare fonti proteiche vegetali come legumi, semi e noci. Questo non solo fornisce una vasta gamma di nutrienti essenziali e antiossidanti, ma anche fibre che favoriscono la salute digestiva. Integrare proteine vegetali nella dieta mediterranea può anche contribuire a ridurre l'impatto ambientale, promuovendo uno stile di vita più sostenibile. Inoltre, è importante mantenere un equilibrio e variare le fonti proteiche per assicurarsi di ottenere tutti gli amminoacidi essenziali necessari per il corretto funzionamento del corpo.

Ecco alcune ricette a base di ingredienti mediterranei per una dieta proteica:

• **Insalata di tonno e fagioli:** mescolare tonno in scatola sgocciolato, fagioli cannellini cotti, pomodori ciliegia tagliati a metà, cipolla rossa affettata sottilmente, basilico fresco tritato e condire con olio d'oliva, succo di limone, sale e pepe.

• **Pollo alla griglia con salsa alla menta:** marinare petti di pollo con olio d'oliva, succo di limone, aglio tritato, peperoncino e menta fresca tritata, quindi grigliarli fino a cottura ultimata.

• **Quinoa con verdure alla mediterranea:** cuocere la quinoa seguendo le istruzioni sulla confezione, quindi mescolarla con pomodori secchi, olive nere, peperoni arrostiti, cipolla rossa affettata sottilmente, prezzemolo fresco tritato e condire con olio d'oliva e aceto balsamico.

• **Salmone alla griglia con salsa allo yogurt greco e cetrioli:** marinare filetti di salmone con olio d'oliva, succo di limone, aglio tritato, timo fresco tritato e pepe nero, quindi grigliarli fino a cottura ultimata. Servire con una salsa fatta mescolando yogurt greco, cetrioli grattugiati, aglio tritato, menta fresca tritata e un pizzico di sale.

- **Insalata greca con pollo:** condire petti di pollo alla griglia con olio d'oliva, origano, aglio tritato e succo di limone, quindi servirli su un letto di lattuga, pomodori a cubetti, cetrioli a cubetti, olive nere, feta a cubetti e cipolla rossa affettata sottilmente. Condire con olio d'oliva, aceto di vino rosso, sale e pepe.

Queste sono solo alcune idee per una dieta proteica che include ingredienti mediterranei. È importante personalizzare le ricette in base alle proprie preferenze e necessità dietetiche. Buon appetito!

Francesca e le sue nuove abitudini di successo

Francesca è sempre stata una persona abitudinaria. Si è attenuta alla routine, stesso cibo e stessi pasti per tanti anni. Ma quando si avvicinava ai 40 anni, non riusciva a liberarsi dalla sensazione che qualcosa mancasse nella sua vita. Desiderava un cambiamento, una trasformazione che riaccendesse il suo spirito e le restituisse l'energia che aveva perso nel corso degli anni.

Un giorno, mentre navigava su Internet in cerca di ispirazione, Francesca si è imbattuta in un articolo sul potere delle diete ricche di proteine e dell'esercizio fisico. Incuriosita, ha approfondito l'argomento, scoprendo gli innegabili benefici di questi cambiamenti nello stile di vita. È stato come se una scintilla si fosse accesa dentro di lei, spingendola a prendere il controllo della sua salute e del suo benessere.

Nell'intraprendere il suo viaggio, Francesca si è immersa nel mondo del cibo biologico. Ha imparato a conoscere gli effetti nocivi dei pesticidi e l'importanza di nutrire il suo corpo con ingredienti sani e naturali. È stata una rivelazione che ha fatto nascere in lei una nuova passione.

Le settimane sono diventate mesi e la trasformazione di Francesca è stata a dir poco straordinaria. Il suo impegno per una dieta ricca di proteine e l'esercizio fisico regolare non avevano trasformato solo il suo fisico, ma anche la sua mentalità. Irradiava fiducia e vitalità e la sua energia contagiosa ispirava chi le stava intorno.

Ma non erano solo i cambiamenti fisici a stupire Francesca. Si è ritrovata ad abbracciare uno stile di vita che andava oltre la superficialità. Ha iniziato a entrare in contatto con gli agricoltori locali, sostenendo i loro sforzi per coltivare prodotti biologici. Ha persino avviato un piccolo orto personale, coltivando frutta e verdura biologiche.

Il viaggio di Francesca non ha trasformato solo il suo corpo, ma anche la sua visione della vita. Si è resa conto che il vero cambiamento viene dall'interno e che prendersi cura di se stessi è un potente atto di amore per se stessi. La sua storia è diventata un'ispirazione per altri che erano alla ricerca del proprio percorso verso il benessere.

Con il passare degli anni, il viaggio di Francesca ha continuato a evolversi. È diventata una sostenitrice di una vita sana, condividendo le sue conoscenze ed esperienze attraverso workshop e seminari. La sua storia si è diffusa in lungo e in largo, toccando la vita di innumerevoli persone che cercavano la propria trasformazione.

La storia di Francesca ci ricorda che il cambiamento può avvenire a qualsiasi età, che il nostro corpo e la nostra mente sono capaci di cose incredibili. È una testimonianza del potere della fiducia in se stessi e degli effetti trasformativi dell'adozione di uno stile di vita sano. A ogni pagina girata del libro della nostra vita, ci viene ricordato che siamo noi a detenere la chiave della nostra felicità e che la strada verso il benessere è a portata di mano.

Enrico ed il suo cambiamento a 360 gradi

Nella frenetica città di Milano, tra gli imponenti grattacieli e il costante ronzio del traffico, raccontiamo l'esperienza di Enrico. Grande lavoratore, dedicava le sue giornate al lavoro d'ufficio, che richiedeva lunghi orari e lasciava poco tempo per l'attività fisica. Di conseguenza, Enrico si ritrovava accasciato davanti allo schermo di un computer per ore e ore, con il corpo che si sentiva sempre più indolenzito a causa dello stile di vita sedentario.

La sua figura, un tempo snella, è stata sostituita da una pancia sporgente, un ricordo costante delle sue abitudini alimentari malsane, fatti di pasti non regolari e una dieta composta principalmente da carboidrati, cibi industriali e raffinati. Enrico si sentiva intrappolato in un ciclo di letargia e insoddisfazione. Desiderava un cambiamento, un modo per trasformare il suo corpo e la sua mente.

Un giorno, mentre navigava su Internet durante una pausa tanto necessaria, Enrico si è imbattuto in un articolo che parlava di una dieta proteica rivoluzionaria. Incuriosito, ha approfondito l'argomento, leggendo le testimonianze di persone che avevano sperimentato notevoli trasformazioni grazie a questa dieta.

Con una nuova curiosità che gli bruciava dentro, Henry iniziò il suo viaggio verso la trasformazione fisica e mentale. Ha abbandonato le sue abitudini alimentari malsane e ha abbracciato una dieta ricca di proteine, che non solo ha nutrito il suo corpo, ma ha anche suscitato in lui un rinnovato senso di energia e vitalità.

Con il passare delle settimane, la dedizione di Enrico alla dieta proteica ha cominciato a dare i suoi frutti. Il suo corpo, un tempo molle e flaccido, si è trasformato lentamente in un fisico magro e tonico. Ma i cambiamenti non si sono limitati solo al suo aspetto fisico.

Con la sua ritrovata energia, Enrico ha scoperto la passione per lo sport. Si sveglia alle prime luci dell'alba per fare jogging a Parco Sempione, con i piedi che battono sul selciato al ritmo del suo cuore. L'emozione di spingere il suo corpo al limite lo riempie di un senso di realizzazione che non aveva mai provato prima.

I colleghi in ufficio hanno cominciato a notare il cambiamento di Enrico. Si sono stupiti della sua ritrovata sicurezza e della sua incrollabile concentrazione. Alcuni gli hanno chiesto addirittura consigli su come condurre uno stile di vita più sano, ispirati dalla sua notevole trasformazione.

Ma non sono solo i cambiamenti fisici a lasciare Henry a bocca aperta, bensì il profondo impatto il suo miglioramento fisico ha avuto sulla sua mente. La disciplina e la dedizione necessarie per aderire alla dieta proteica gli hanno infuso un nuovo senso di autocontrollo e determinazione. Ha affrontato i compiti al lavoro con rinnovato vigore, affrontando le sfide a testa alta e superando le aspettative.

Quando la storia della trasformazione di Henry si è diffusa in tutto l'ufficio, non si è potuto fare a meno di chiedersi quale fosse la chiave del suo successo. Come ha fatto quest'uomo un tempo fuori forma, a scolpire il suo corpo e a rivitalizzare la sua mente?

Mentre continuava a prosperare nel suo nuovo stile di vita, la storia di Enrico è una testimonianza del potere della determinazione, della disciplina e dell'incessante ricerca del miglioramento personale.

Rivitalizzare i livelli di testosterone: Un approccio nutrizionale dopo i 40 anni

Ricordo ancora quando John Mitchell entrò nel mio studio a San Francisco. Era il classico executive della Silicon Valley: impeccabile nel suo completo su misura, ma con quello sguardo spento che ormai ho imparato a riconoscere fin troppo bene. A 47 anni, sedeva al quarantesimo piano di un grattacielo con vista sulla baia, aveva raggiunto quasi tutti i suoi obiettivi professionali nel settore tech, ma il suo linguaggio corporeo tradiva una profonda insoddisfazione personale che nessun successo lavorativo poteva mascherare.

Durante la nostra prima consultazione, John mi descrisse la sua routine quotidiana, che rifletteva perfettamente lo stereotipo dell'executive della Silicon Valley: quattordici ore davanti a schermi luminosi, riunioni interminabili, pranzi saltati o consumati distrattamente alla scrivania, e cene d'affari che si prolungavano fino a tarda notte, accompagnate da troppo alcol e decisioni affrettate. Il suo corpo stava mandando segnali sempre più chiari che qualcosa non andava, ma come molti suoi colleghi, aveva imparato a ignorarli.

Mi raccontò della crisi silenziosa del suo matrimonio con Sarah. Nonostante i successi professionali e il conto in banca florido, si sentiva sempre più distante, sia emotivamente che fisicamente. La sua libido era precipitata a livelli preoccupanti, e quando Sarah cercava momenti di intimità, trovava sempre delle scuse per evitarla, nascondendosi dietro presunte chiamate urgenti di lavoro o stanchezza cronica.

Il momento della svolta per lui era arrivato durante un importante evento aziendale. Quella sera, un episodio di disfunzione lo aveva lasciato profondamente scosso e umiliato. Sarah, con la sua solita grazia, aveva cercato di minimizzare l'accaduto, ma per John era stato il segnale che non poteva più ignorare.

Sviluppai per lui un programma personalizzato basato sui principi che ho perfezionato in anni di esperienza, adattandolo alla sua intensa vita professionale. Il primo passo fu rivoluzionare la sua alimentazione: via i pranzi veloci alla scrivania, sostituiti da pasti bilanciati ricchi di proteine magre, zinco e grassi sani. Anche durante i frequenti viaggi di lavoro, John imparò a fare scelte alimentari consapevoli, seguendo le mie linee guida precise.

Il cambiamento più difficile per lui fu quando insistetti sull'importanza del sonno. Per un uomo abituato a considerare il riposo come una perdita di tempo, fu una vera sfida installare tende oscuranti nella camera da letto, eliminare gli schermi un'ora prima di coricarsi e dedicare 10 minuti alla meditazione serale. Ma fui inflessibile su questo punto, aiutandolo a riorganizzare la sua agenda per garantire almeno sette ore di sonno di qualità.

Dopo tre mesi di questo nuovo regime, la trasformazione di John era già evidente. Non solo la sua energia era aumentata drasticamente, ma anche la sua presenza mentale nelle riunioni era migliorata notevolmente. Il cambiamento più significativo, però, si manifestò nella sua vita intima. La libido tornò ai livelli della sua giovinezza, e con Sarah riscoprirono una passione che credevano ormai perduta.

Sei mesi dopo l'inizio del nostro programma, gli esami del sangue confermarono quello che John sentiva già nel suo corpo: i suoi livelli di testosterone erano aumentati del 43%, e tutti gli altri marker di salute mostravano miglioramenti significativi. Ma i numeri raccontavano solo una parte della storia. La vera trasformazione era visibile nel suo rinnovato entusiasmo per la vita, nella ritrovata intimità con Sarah e nella sua rinascita come uomo.

Oggi, John è diventato uno dei migliori esempi di come il mio approccio possa trasformare la vita di un uomo. La sua storia dimostra che il declino del testosterone dopo i 40 anni non è un destino ineluttabile, ma una condizione che può essere gestita e migliorata con l'approccio giusto. Il nostro lavoro insieme non gli ha solo permesso di recuperare la sua vitalità, ma gli ha insegnato un nuovo modo di vivere che va ben oltre i semplici livelli ormonali.

La sua testimonianza è diventata una fonte di ispirazione per molti altri executive che, come lui, stanno lottando silenziosamente con gli stessi problemi. La trasformazione di John dimostra che anche nel frenetico mondo della tecnologia, è possibile ritrovare un equilibrio naturale e una rinnovata vitalità, seguendo i principi giusti e con una guida esperta.

Non è mai troppo tardi

Con l'avanzare dell'età, è normale che i livelli di testosterone nel corpo umano diminuiscano. Il testosterone è un ormone chiave che svolge un ruolo fondamentale nella salute e nel benessere degli uomini. Una diminuzione dei livelli di testosterone può portare a una serie di sintomi indesiderati, come bassa libido, stanchezza cronica e perdita di massa muscolare. Fortunatamente, esistono modi naturali per rivitalizzare i livelli di testosterone e migliorare la qualità della vita dopo i 40 anni.

La nutrizione svolge un ruolo cruciale nella produzione di testosterone. Esistono alcune sostanze nutritive chiave che possono aiutare ad aumentare i livelli di testosterone nel corpo. Uno di questi nutrienti è lo zinco, che si trova in alimenti come carne rossa, noci e semi. Lo zinco è essenziale per la produzione di testosterone e può aiutare a mantenere livelli ottimali. Altri nutrienti importanti includono le vitamine D ed E, che possono essere trovate in alimenti come uova, pesce e verdure a foglia verde. Un'alimentazione equilibrata e ricca di questi nutrienti può sostenere la produzione di testosterone. Oltre allo zinco, ci sono altri nutrienti che possono aiutare ad aumentare i livelli di testosterone. Uno di questi è il magnesio, che si trova in alimenti come avocado, semi di zucca e cioccolato fondente. Il magnesio è coinvolto nella produzione di testosterone e può favorire il suo aumento. Altri nutrienti importanti includono acidi grassi omega-3, che si trovano in pesce grasso come il salmone, e proteine di alta qualità, che si trovano in carne magra, pollame e legumi. Integrare questi nutrienti nella propria dieta può essere un modo efficace per rivitalizzare i livelli di testosterone.

L'attività fisica svolge un ruolo fondamentale nel mantenimento dei livelli di testosterone. Gli esercizi di resistenza, come sollevamento pesi o esercizi con i pesi corporei, sono particolarmente efficaci nel promuovere la produzione di testosterone. L'allenamento ad alta intensità e il coinvolgimento di grandi gruppi muscolari possono stimolare la produzione di testosterone nel corpo. Inoltre, l'esercizio fisico aiuta a mantenere un peso sano, il che è importante perché l'obesità può contribuire a una diminuzione dei livelli di testosterone.

Quindi, assicurarsi di includere l'attività fisica nella propria routine quotidiana può essere un modo efficace per sostenere i livelli di testosterone.

Lo stress può avere un impatto significativo sui livelli di testosterone. Quando siamo stressati, il nostro corpo produce più cortisolo, un ormone che può interferire con la produzione di testosterone. Pertanto, è importante imparare a gestire lo stress per mantenere livelli ottimali di testosterone. Ci sono molte tecniche di gestione dello stress che si possono adottare, come la meditazione, lo yoga o semplicemente dedicare del tempo a hobby e attività piacevoli. Trovare un modo per rilassarsi e ridurre lo stress nella propria vita può essere un modo efficace per promuovere la produzione di testosterone.

Il sonno svolge un ruolo cruciale nella produzione di testosterone. Durante il sonno, il nostro corpo riposa e si rigenera, e questo processo è fondamentale per mantenere livelli ottimali di testosterone. La mancanza di sonno di qualità può portare a una diminuzione dei livelli di testosterone e ad altri problemi di salute. Assicurarsi di avere una buona routine di sonno, con almeno 7-8 ore di sonno di qualità ogni notte, può essere un modo efficace per sostenere la produzione di testosterone.

Oltre a una dieta equilibrata, ci sono integratori alimentari e cibi specifici che possono aiutare a promuovere la produzione di testosterone. Alcuni integratori popolari includono l'estratto di radice di maca, il tribulus terrestris e il D-aspartato di sodio. Tuttavia, è importante consultare un professionista della salute prima di iniziare qualsiasi regime di integrazione. Inoltre, ci sono molti cibi che possono essere inclusi nella dieta per favorire la produzione di testosterone, come uova, aglio, broccoli, avocado e semi di zucca. Sperimentare con nuove ricette e includere questi alimenti nella propria dieta può essere un modo gustoso per aumentare i livelli di testosterone.

In sintesi

La rivitalizzazione dei livelli di testosterone rappresenta un percorso complesso e multifattoriale che richiede un approccio olistico e ben strutturato. L'evidenza scientifica dimostra chiaramente come il declino del testosterone dopo i 40 anni non sia un destino inevitabile, ma piuttosto una condizione che può essere gestita e migliorata attraverso interventi mirati e cambiamenti dello stile di vita consapevoli.

La nutrizione gioca un ruolo fondamentale in questo processo. Un'alimentazione bilanciata, ricca di nutrienti specifici, costituisce la base per una produzione ottimale di testosterone. Lo zinco, presente in alimenti come ostriche, carne rossa magra e semi di zucca, si è dimostrato essenziale per la sintesi ormonale. Il magnesio, trovato in abbondanza in verdure a foglia verde, frutta secca e legumi, supporta non solo la produzione di testosterone ma migliora anche la qualità del sonno, altro fattore cruciale per l'equilibrio ormonale. Le vitamine D ed E, rispettivamente attraverso l'esposizione solare controllata e il consumo di alimenti come mandorle, avocado e olio d'oliva, completano il quadro nutrizionale necessario per ottimizzare i livelli ormonali.

L'attività fisica regolare, particolarmente l'allenamento con i pesi e gli esercizi ad alta intensità, stimola direttamente la produzione di testosterone. È importante sottolineare come un programma di allenamento ben strutturato, che includa sia esercizi di forza che cardio moderato, possa aumentare significativamente i livelli di testosterone, migliorando contemporaneamente la composizione corporea e la salute metabolica generale.

La gestione dello stress rappresenta un altro pilastro fondamentale. Lo stress cronico elevato aumenta i livelli di cortisolo, che ha un effetto inibitorio sulla produzione di testosterone. Tecniche di gestione dello stress come la meditazione, lo yoga, o semplicemente dedicare tempo a hobby rilassanti, possono contribuire significativamente a mantenere un equilibrio ormonale ottimale.

Il sonno di qualità, spesso sottovalutato, è cruciale per la produzione di testosterone. Durante il sonno profondo, il corpo produce la maggior parte del testosterone giornaliero. Stabilire una routine del sonno regolare, creare un ambiente favorevole al riposo e mirare a 7-9 ore di sonno per notte sono strategie essenziali per ottimizzare i livelli ormonali.

L'integrazione mirata può supportare questi sforzi naturali. Tuttavia, è fondamentale approcciarsi agli integratori con consapevolezza e preferibilmente sotto supervisione medica. Alcuni adattogeni come l'ashwagandha e il ginseng hanno mostrato risultati promettenti nel supportare naturalmente i livelli di testosterone.

È importante sottolineare come questi cambiamenti richiedano tempo e costanza per produrre risultati significativi. Non si tratta di soluzioni rapide, ma di un approccio sistematico al benessere che può portare a miglioramenti sostanziali non solo nei livelli di testosterone, ma nella qualità della vita complessiva dopo i 40 anni.

Implementare questi cambiamenti gradualmente, monitorare i progressi e mantenere la costanza sono elementi chiave per il successo. Ricordando sempre che ogni individuo è unico, può essere utile lavorare con professionisti della salute per personalizzare questi approcci alle proprie esigenze specifiche e condizioni di salute.

Concetti chiave che devi ricordare:

- Il declino del testosterone dopo i 40 anni può essere gestito e migliorato con un approccio olistico

- Nutrizione essenziale:
  - Zinco (ostriche, carne rossa magra, semi di zucca)
  - Magnesio (verdure a foglia verde, frutta secca, legumi)
  - Vitamine D ed E (esposizione solare, mandorle, avocado, olio d'oliva)
- Attività fisica:
  - Focus su allenamento con pesi
  - Esercizi ad alta intensità
  - Combinazione di forza e cardio moderato
- Gestione dello stress:
  - Ridurre il cortisolo elevato
  - Praticare meditazione e yoga
  - Dedicarsi a hobby rilassanti
- Sonno di qualità:
  - Obiettivo 7-9 ore per notte
  - Stabilire routine regolare

- Creare ambiente favorevole al riposo

- Integrazione mirata:

  - Sotto supervisione medica

  - Adattogeni come ashwagandha e ginseng

  - Approccio consapevole

- Elementi chiave per il successo:

  - Cambiamenti graduali

  - Costanza nel tempo

  - Monitoraggio dei progressi

  - Personalizzazione in base alle esigenze individuali

La Forza al Femminile: L'Importanza dell'Allenamento con i Pesi per le Donne Over 40

La Il corpo femminile attraversa significative trasformazioni dopo i quarant'anni, e l'allenamento con i pesi diventa non solo un'opzione, ma una vera e propria necessità per mantenere salute, vitalità e benessere.

Questo percorso verso la forza fisica rappresenta una rivoluzione silenziosa che sta cambiando il modo in cui le donne affrontano la mezza età.

La perdita di massa muscolare, scientificamente nota come sarcopenia, inizia gradualmente intorno ai 30 anni e accelera significativamente dopo i 40. Per le donne, questo processo è ulteriormente complicato dai cambiamenti ormonali che precedono e accompagnano la menopausa. La diminuzione degli estrogeni non solo influenza la distribuzione del grasso corporeo, ma impatta anche sulla densità ossea e sulla forza muscolare.

L'allenamento con i pesi emerge come una soluzione potente e scientificamente provata per contrastare questi cambiamenti fisiologici. Quando una donna solleva pesi, attiva profondamente il proprio metabolismo, stimolando la produzione di ormoni anabolici che favoriscono il mantenimento e la crescita muscolare. Questo non significa sviluppare una muscolatura voluminosa - un timore comune ma infondato - quanto piuttosto costruire un corpo tonico, forte e funzionale.

Il training con i pesi offre benefici che vanno ben oltre l'estetica. A livello osseo, lo stimolo meccanico dell'allenamento con sovraccarichi è fondamentale per prevenire l'osteoporosi, una condizione che colpisce particolarmente le donne in post-menopausa. I movimenti di forza stimolano la produzione di nuovo tessuto osseo, rendendo le ossa più resistenti e meno soggette a fratture.

Dal punto di vista metabolico, l'allenamento con i pesi è un potente alleato nella gestione del peso corporeo. Il muscolo è un tessuto metabolicamente attivo che brucia calorie anche a riposo. Aumentare la massa muscolare significa incrementare il metabolismo basale, rendendo più efficiente la gestione del peso nel lungo termine. Questo è particolarmente importante dopo i 40 anni, quando il metabolismo naturalmente rallenta.

L'aspetto psicologico non va sottovalutato. Le donne che si dedicano all'allenamento con i pesi riportano un significativo aumento dell'autostima e della fiducia in se stesse. La sensazione di forza fisica si traduce in una maggiore sicurezza nella vita quotidiana, migliorando la postura, l'equilibrio e la capacità di svolgere le attività quotidiane con maggiore facilità.

L'approccio all'allenamento deve essere graduale e personalizzato. È fondamentale iniziare con un tecnico qualificato che possa insegnare la corretta esecuzione degli esercizi e strutturare un programma progressivo. Gli esercizi fondamentali come squat, stacchi, spinte e trazioni, opportunamente modificati in base al livello di partenza, costituiscono la base di un programma efficace.

La frequenza ideale è di 2-3 sedute settimanali, permettendo un adeguato recupero tra gli allenamenti. L'intensità deve essere sufficientemente stimolante ma sempre controllata, aumentando gradualmente i carichi man mano che il corpo si adatta. L'alimentazione gioca un ruolo cruciale in questo processo: un adeguato apporto proteico e di nutrienti essenziali supporta il recupero e l'adattamento muscolare.

È importante sfatare il mito che l'allenamento con i pesi sia prerogativa della gioventù. Al contrario, diventa ancora più importante con l'avanzare dell'età, rappresentando una forma di "medicina preventiva" naturale ed efficace.

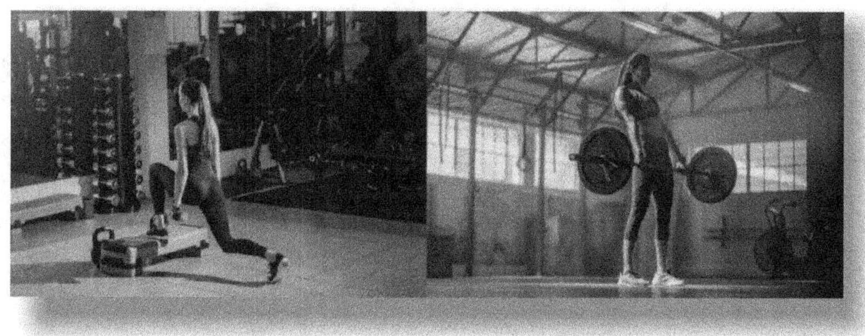

Sintesi dei punti chiave:

- Cambiamenti fisiologici dopo i 40:

    - Accelerazione della perdita muscolare

    - Modifiche ormonali pre-menopausa

    - Rallentamento del metabolismo

    - Rischio di perdita di densità ossea

- Benefici dell'allenamento con i pesi:

- o Contrasto alla sarcopenia

- o Prevenzione dell'osteoporosi

- o Miglioramento del metabolismo basale

- o Aumento della forza funzionale

- o Potenziamento dell'autostima

- Aspetti pratici:

  - o Necessità di approccio graduale

  - o Importanza della tecnica corretta

  - o 2-3 sedute settimanali

  - o Focus su esercizi fondamentali

  - o Supporto nutrizionale adeguato

- Risultati attesi:

  - o Miglioramento della composizione corporea

  - o Aumento della forza e resistenza

  - o Maggiore autonomia funzionale

  - o Benessere psicologico

- o Prevenzione problematiche età-correlate

Conclusione: tu sei il protagonista del tuo successo

La mia esperienza con la dieta proteica è stata profondamente trasformativa, un viaggio che ha ridefinito non solo il mio rapporto con il cibo, ma anche la mia comprensione del benessere generale. Non si è trattato semplicemente di seguire un regime alimentare, ma di abbracciare un nuovo stile di vita che ha portato benefici ben oltre le mie aspettative iniziali. Ho scoperto che quando alimentiamo il nostro corpo con i nutrienti giusti, nella giusta proporzione, ogni aspetto della nostra vita ne beneficia: dalla qualità del sonno alla concentrazione mentale, dall'energia fisica alla stabilità emotiva.

L'elemento più sorprendente di questo percorso è stato scoprire come il corretto bilanciamento proteico possa influenzare positivamente anche aspetti della vita che inizialmente non avrei mai collegato all'alimentazione. Ho notato un miglioramento significativo nella mia capacità di recupero dopo l'attività fisica, una maggiore lucidità mentale durante le ore lavorative e persino un umore più stabile e positivo. Questi cambiamenti mi hanno fatto comprendere quanto sia profondo il legame tra nutrizione e benessere generale.

La chiave del successo non risiede solo nella scelta degli alimenti, ma nell'approccio consapevole e bilanciato all'alimentazione. Ho imparato l'importanza di variare le fonti proteiche, alternando proteine animali e vegetali, e di accompagnarle con una generosa porzione di verdure e la giusta quantità di carboidrati complessi. Questo non significa seguire rigidamente delle regole prestabilite, ma piuttosto sviluppare una sensibilità verso i segnali che il nostro corpo ci invia, imparando a riconoscere e rispondere ai suoi reali bisogni nutritivi.

L'ascolto del proprio corpo è diventato un aspetto fondamentale del mio approccio all'alimentazione. Ho imparato a distinguere tra fame reale e fame emotiva, a riconoscere quali alimenti mi fanno sentire energico e quali invece mi appesantiscono, a capire quando il mio corpo ha bisogno di più proteine e quando invece necessita di altri nutrienti. Questo processo di auto-consapevolezza ha richiesto tempo e pazienza, ma i risultati hanno ampiamente ripagato l'impegno iniziale.

Per chi sta considerando di intraprendere un percorso simile, il mio consiglio è di approcciarsi con curiosità e apertura mentale, ma anche con la dovuta cautela e preparazione. La consultazione con professionisti della salute è fondamentale: un nutrizionista può aiutare a personalizzare il piano alimentare in base alle proprie esigenze specifiche, mentre un medico può verificare che non ci siano controindicazioni per la propria salute.

È importante anche dedicare del tempo alla ricerca e all'educazione alimentare. Esistono numerose risorse affidabili, dalla letteratura scientifica ai gruppi di supporto online, che possono fornire informazioni preziose e consigli pratici. La conoscenza è potere, specialmente quando si tratta della nostra salute, e comprendere i principi base della nutrizione ci permette di fare scelte più consapevoli e sostenibili nel lungo termine.

Non dimentichiamo che il cibo è anche fonte di piacere e momento di condivisione sociale. Una delle sfide più interessanti è stata quella di reimparare a godere dei momenti conviviali mantenendo le mie scelte alimentari, scoprendo nuove ricette e modi creativi per preparare pasti proteici che fossero anche gustosi e appaganti. Questo aspetto sociale dell'alimentazione è fondamentale per mantenere un rapporto sano e equilibrato con il cibo.

Guardando al futuro, sono convinto che le abitudini alimentari che ho sviluppato continueranno a evolversi e adattarsi alle mie esigenze, ma i principi fondamentali di equilibrio, varietà e consapevolezza rimarranno costanti. La strada verso una vita più sana non è un percorso lineare, ma un continuo processo di apprendimento e adattamento.

Spero che condividendo la mia esperienza possa ispirare altri a intraprendere il proprio viaggio verso una vita più sana e consapevole. Ricordate che ogni persona è unica e quello che funziona per uno potrebbe non funzionare per un altro. L'importante è trovare il proprio equilibrio, ascoltando il proprio corpo e facendo scelte informate e consapevoli. Il viaggio verso il benessere è personale, ma con la giusta determinazione, conoscenza e supporto, può portare a trasformazioni davvero significative nella qualità della vita.

Per numerosi anni, ho dedicato la mia carriera professionale al settore dell'immagine e della presentazione personale, lavorando a stretto contatto con una vasta gamma di personalità di spicco provenienti da diversi ambiti della società. La mia clientela ha incluso rinomati attori e attrici del mondo dello spettacolo, influenti figure politiche e potenti esponenti dell'alta finanza internazionale.

Il fulcro della mia attività professionale è sempre stato quello di assistere i miei clienti nel migliorare significativamente la loro immagine pubblica, con un'attenzione particolare nel farli apparire più giovani, vitali e affascinanti. Questo obiettivo è stato perseguito con grande cura e dedizione, adottando metodi e tecniche innovative che non richiedessero il ricorso a interventi chirurgici.

Ho sempre cercato di offrire alternative efficaci alla chirurgia estetica, consapevole che tali procedure sono spesso associate a notevoli disagi fisici, lunghi periodi di recupero e, non da ultimo, costi estremamente elevati. Il mio approccio si è basato invece su strategie non invasive, che potessero garantire risultati tangibili senza sottoporre i miei clienti allo stress e ai rischi connessi agli interventi chirurgici.

Attraverso l'utilizzo sapiente di tecniche di styling, trucco professionale, consulenza sull'abbigliamento e consigli su uno stile di vita sano, sono riuscito a ottenere trasformazioni sorprendenti. Questi metodi, oltre a essere meno traumatici e più economici rispetto alla chirurgia, hanno permesso ai miei clienti di migliorare la propria immagine in modo naturale e duraturo, aumentando la loro sicurezza e il loro successo sia nella vita professionale che in quella personale.

Il mio obiettivo è semplice: dimostrare che esiste una via alternativa alla chirurgia estetica invasiva, un percorso che non solo preserva la vostra naturale bellezza, ma migliora la qualità della vostra vita in ogni suo aspetto.

Ho scelto di pubblicare questo libro sotto pseudonimo, una decisione dettata dal rispetto e dalla tutela della privacy dei miei clienti di alto profilo che, nel corso degli anni, mi hanno accordato la loro fiducia condividendo non solo i loro obiettivi di benessere, ma anche le loro vulnerabilità e i loro timori più profondi. Questo non diminuisce l'autenticità delle esperienze e dei metodi che condivido, ma anzi, mi permette di essere ancora più diretto e dettagliato nel raccontare storie e risultati che hanno segnato la mia carriera.

Appendice: Bibliografia Ragionata sulla Nutrizione Proteica

Testi Fondamentali Per Iniziare

1. "La Dieta Proteica: Principi, Benefici e Applicazioni Pratiche" - Dr. Valter Longo

- o Un'introduzione completa e accessibile ai principi della nutrizione proteica

- o Include linee guida pratiche e un piano alimentare di 28 giorni

- o Particolarmente utile per i principianti che vogliono comprendere le basi scientifiche

2. "Proteine: Guida Completa all'Alimentazione Sportiva" - Nancy Clark

- o Riferimento essenziale per atleti e sportivi

- o Approfondisce il ruolo delle proteine nella performance atletica

- o Include tabelle nutrizionali dettagliate e piani alimentari specifici per diversi sport

Approfondimenti Scientifici

3. "Biochimica della Nutrizione" - Prof. Michael Lieberman

   - Un'analisi dettagliata dei processi metabolici legati alle proteine
   - Ideale per chi vuole comprendere gli aspetti biochimici
   - Include gli ultimi studi scientifici sul metabolismo proteico

4. "Nutrizione Molecolare" - Dr. Giuseppe Mancia

   - Esplora il ruolo delle proteine a livello cellulare
   - Presenta le più recenti scoperte sulla nutrigenomica
   - Ricco di riferimenti a studi clinici

Guide Pratiche Ricettari e Pianificazione

5. "La Cucina Proteica: 200 Ricette Bilanciate" - Marco Bianchi

- o Ricette pratiche e veloci per ogni pasto della giornata
- o Include analisi nutrizionale dettagliata per ogni ricetta
- o Sezioni speciali per vegetariani e vegani

6. "Meal Prep Proteico" - Gianluca Mech

- o Guide alla preparazione dei pasti settimanali
- o Tecniche di conservazione degli alimenti
- o Liste della spesa e consigli per l'organizzazione

Per Esigenze Specifiche

7. "Dieta Proteica Vegetariana" - Dr.ssa Evelina Flachi

- o Guida completa alle fonti proteiche vegetali

- o Combinazioni alimentari ottimali
- o Piani alimentari specifici per vegetariani

8. "Proteine e Sport di Resistenza" - Dr. Antonio Paoli

   - o Focalizzato sugli sport di endurance
   - o Timing dell'assunzione proteica
   - o Strategie di recupero muscolare

Letture di Approfondimento Aspetti Clinici

9. "Proteine e Salute: Evidenze Cliniche" - Dr. Pier Luigi Rossi

   - o Analisi degli effetti delle proteine sulla salute
   - o Applicazioni terapeutiche della dieta proteica
   - o Controindicazioni e precauzioni

10. "Nutrizione Anti-Age" - Dr.ssa
Nicola Sorrentino

- Ruolo delle proteine
  nell'invecchiamento
- Strategie nutrizionali per la
  longevità
- Protocolli anti-infiammatori

Aspetti Psicologici

11. "Mindful Eating e Nutrizione
Consapevole" - Dr.ssa Sara Farnetti

- Approccio psicologico
  all'alimentazione
- Tecniche di consapevolezza
  alimentare
- Gestione delle abitudini
  alimentari

Risorse Online Consigliate

12. "Journal of Nutrition and
Metabolism"

- Rivista scientifica peer-
  reviewed

- Aggiornamenti regolari sulle ultime ricerche
- Accesso a studi clinici recenti

13. "International Journal of Sport Nutrition and Exercise Metabolism"

- Pubblicazioni specifiche sulla nutrizione sportiva
- Protocolli di ricerca aggiornati
- Case study dettagliati

Note per il Lettore

- I testi sono ordinati per livello di complessità all'interno di ogni sezione

- Ogni libro è stato selezionato per la sua autorevolezza e attualità scientifica

- Si consiglia di iniziare dai testi fondamentali prima di passare agli approfondimenti

- Le edizioni citate sono le più recenti disponibili al momento della pubblicazione

- Per gli aggiornamenti più recenti, si consiglia di consultare le risorse online

Avviso Legale e Copyright

Disclaimer

Le informazioni contenute in questo libro sono fornite solo a scopo educativo e informativo. Non costituiscono né sostituiscono una consulenza medica professionale, una diagnosi o un trattamento. L'autore e l'editore non sono responsabili per qualsiasi conseguenza o rischio che potrebbe derivare direttamente o indirettamente dall'uso delle informazioni contenute in questo libro.

Prima di iniziare qualsiasi programma di dieta o esercizio fisico, o se avete domande sulle vostre condizioni mediche, consultate sempre il vostro medico o un altro professionista sanitario qualificato. Interrompete immediatamente l'esercizio fisico e consultate il vostro medico se avvertite dolore, vertigini o difficoltà respiratorie.

Le storie, le testimonianze e gli esempi presentati in questo libro sono basati su esperienze reali o ricostruite, ed alcuni nomi e dettagli identificativi sono stati modificati per proteggere la privacy delle persone coinvolte. I risultati descritti nel libro sono da considerarsi eccezionali e non rappresentano una garanzia di risultati futuri. I risultati individuali possono variare e dipendono da numerosi fattori, tra cui la dedizione personale, la condizione fisica di partenza e la corretta applicazione delle informazioni fornite.

Le informazioni nutrizionali e i consigli dietetici contenuti in questo libro sono di natura generale e potrebbero non essere adatti a tutti. Le esigenze nutrizionali variano da persona a persona in base a età, sesso, stato di salute, livello di attività fisica e altre condizioni individuali.

L'autore e l'editore hanno fatto ogni sforzo per garantire l'accuratezza delle informazioni contenute in questo libro al momento della pubblicazione, ma non possono essere ritenuti responsabili per eventuali errori o omissioni. L'autore e l'editore declinano specificamente ogni responsabilità per qualsiasi passività, perdita o rischio, personale o di altro tipo, che viene incorso come conseguenza, diretta o indiretta, dell'uso e dell'applicazione di qualsiasi contenuto di questo libro.

Questo libro è stato scritto utilizzando le più recenti informazioni disponibili al momento della pubblicazione. Tuttavia, il campo della nutrizione e della scienza dell'esercizio fisico è in costante evoluzione. Il lettore è incoraggiato a rimanere informato sugli sviluppi più recenti nel campo.